Dr Léonce FABRE

DE LA FACULTÉ DE MÉDECINE DE PARIS

Des Luxations
en avant
dans la Coxalgie

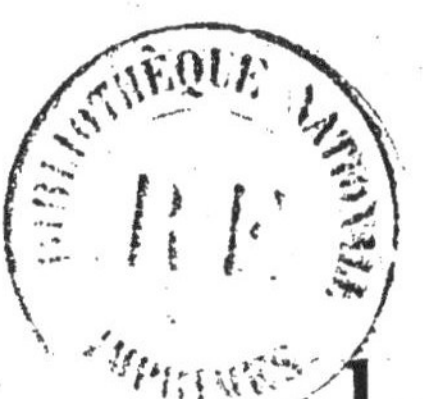

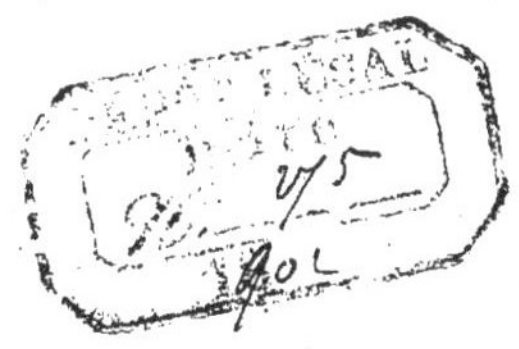

PARIS

LIBRAIRIE DES FACULTÉS

A. MICHALON

26, RUE MONSIEUR-LE-PRINCE, 26

1902

Dʳ Léonce FABRE

DE LA FACULTÉ DE MÉDECINE DE PARIS

—o o—

Des Luxations

en avant

dans la Coxalgie

PARIS

LIBRAIRIE DES FACULTÉS

A. MICHALON

26, RUE MONSIEUR-LE-PRINCE, 26

—

1902

A MES PARENTS

A MES TANTES

Faible témoignage de reconnaissance et d'affection

A MES SŒURS ET A MON FRÈRE

A MES AMIS

A MON PRÉSIDENT DE THÈSE

MONSIEUR LE PROFESSEUR TILLAUX

Chirurgien de l'Hôpital de la Charité,
Membre de l'Académie de Médecine,
Commandeur de la Légion d'honneur.

INTRODUCTION

On connaît la fréqueuce des luxations de la tête fémorale au cours de la coxalgie : cet accident constitue une phase importante dans la troisième période de la coxotuberculose.

Nous n'avons pas l'intention d'aborder ce vaste sujet, mais seulement de nous cantonner dans un point spécial ; nous nous contenterons donc d'étudier une variété rare de luxation dans la coxalgie : celle dans laquelle les déplacements de la tête fémorale se produisent en avant de la cavité cotyloïde. Il nous a été donné d'observer dans le service du docteur Gérard-Marchant, à l'hôpital Boucicaut, un cas de luxation ilio-pubienne. Notre ami le docteur Judet, interne du service, a bien voulu nous communiquer l'observation complète de ce malade autour de laquelle nous avons groupé quelques cas identiques pour en faire le sujet de notre thèse inaugurale.

Avant d'entreprendre ce travail, nous avons à cœur d'exprimer notre reconnaissance à tous les maîtres qui nous ont prodigué leurs conseils et leurs leçons au cours de nos études médicales.

A ceux d'abord de l'hôpital de Clermont-Ferrand :

A M. le professeur Tixier envers qui nous avons contracté tant de reconnaissance pendant notre première année d'internat ;

Au docteur Bousquet, directeur de l'Ecole ;

Aux professeurs Gagnon et Planchard qui nous ont initié aux études de chirurgie et d'obstétrique ;

Aux docteurs Lepetit, Bide, Pojolat et Maurin dont la bienveillance à notre égard ne s'est jamais démentie.

C'est, ensuite, dans les hôpitaux de Paris :

A M. le professeur Guyon dont nous avons suivi à Necker les remarquables leçons ; au docteur Michon, chirurgien des hôpitaux, son chef de clinique, qui nous a personnellement témoigné un constant intérêt ; à l'éminent professeur Pinard dont l'enseignement pratique des accouchements, à la clinique Baudelocque, nous a été si profitable ; au docteur Gérard-Marchant qui nous a fourni les éléments de cette étude.

Enfin nous sommes heureux d'assurer ici M. le professeur Tillaux de toute notre respectueuse gratitude pour l'honneur qu'il nous fait en acceptant la présidence de cette thèse.

C'est lui, ce sont nos maîtres en général que nous prions de vouloir bien en accepter l'hommage.

CHAPITRE PREMIER

Anatomie pathologique.

Limites du sujet. — Que faut-il entendre exactement sous le nom de luxation en avant ?

Si nous nous reportons, un instant, au chapitre des luxations traumatiques, nous voyons que l'on réunit sous le nom de luxations en avant à la fois celles dans lesquelles la tête fémorale vient se mettre en contact avec la branche horizontale du pubis et celles dans lesquelles la tête vient s'encadrer dans le trou obturateur. Une telle division, exacte pour les luxations traumatiques, peut également être adoptée en ce qui concerne toutes les luxations spontanées et en particulier les luxations dans la coxalgie.

Nous distinguerons donc deux variétés de luxations dans l'arthrite tuberculeuse de la hanche, savoir :

1° La luxation sur le pubis ; 2° la luxation dans le trou obturateur.

C'est d'ailleurs cette division qu'admet Le Guichaoua dans une thèse récente fait sur un sujet très voisin de celui qui nous occupe (*Le Guichaoua, Thèse. Paris, 1901*). Disons enfin que cette division n'a pas une importance primordiale ; elle est plus théorique que pratique et, en clinique, on devra s'estimer satisfait lorsqu'on aura fait le diagnostic de luxation antérieure, sans pouvoir préciser le plus souvent quelle en est la variété.

Une des questions qui nous intéresse le plus dans cette étude est celle-ci : quel est le mécanisme qui produit la luxation en avant ?

Les auteurs ont donné les raisons qui produisaient la luxation iliaque, luxation ordinaire, aboutissant presque fatal de toute coxalgie non traitée. Mais, aucun d'eux n'a su déterminer d'une manière précise les causes particulières qui interviennent pour dévier cette marche régulière vers la luxation iliaque et qui produisent une luxation antérieure. C'est ce que nous trouvons dans les cliniques chirurgicales de Duplay : « Il existe, dit-il, certains déplacements exceptionnels dus à une anomalie dans l'évolution du processus ulcératif et destructeur dont la cause intime est entourée d'obscurité. » Comme nous le laisse entendre cette phrase du professeur Duplay, trouveronsnous la solution de ce problème dans l'anatomie pathologique ? Nous ne l'y trouverons pas complète, car le mécanisme de ces luxations est produit par la réunion de circonstances variées dont aucune n'a une

influence définitive. Aussi, avant de chercher le mécanisme, il est essentiel de connaître les lésions ordinaires de la coxalgie et les lésions particulières aux
luxations en avant. Nous examinerons donc successivement celles de la tête fémorale, de la cavité cotyloïde et des parties molles.

Tête fémorale. — Depuis les célèbres travaux du
professeur Lannelongue, on admet que le processus
tuberculeux, dans la coxalgie, débute par les os. Il
faut en excepter quelques cas où, dans certains abcès
du mal de Pott, la tuberculose se transmet de la gaine
du psoas à la synoviale articulaire par la bourse
séreuse qui les sépare. Il faut en excepter aussi certaines poussées aiguës de granulations tuberculeuses
de la hanche où la lésion primitive débute par la synoviale. Ces faits sont très exceptionnels.

Peut-on savoir maintenant quel est l'os primitivement atteint ? Est-ce l'os coxal, est-ce le fémur ? On
ne sait rien encore d'absolument précis à ce sujet.
Cependant, si nous considérons que la coxalgie atteint de préférence les sujets dans le jeune âge, c'est-
à-dire à une époque où les épiphyses osseuses sont en
pleine activité, si nous considérons enfin que le col
du fémur, supportant constamment le poids du corps
pendant la station et la marche, est soumis à un travail plus considérable que celui fourni par l'os coxal,
nous aurons le droit de supposer que c'est sur le
fémur que débute la lésion tuberculeuse, puisque, de

par son travail considérable et son actif développement, la tête fémorale est un lieu de moindre résistance.

Nous n'étudierons pas la marche de la tuberculose
dans son processus destructeur : cela nous entraîne-
rait dans des développements trop étrangers au sujet
de notre thèse. Voyons seulement quel est l'état
de la tête fémorale au moment de la luxation.

Et tout d'abord, la tête fémorale luxée peut-elle
rester intacte ? D'après ce que nous venons de dire
précédemment sur le siège primitif de la granulation
tuberculeuse, il semblerait que cette question ne
puisse être posée. Cependant, Bonnet admettait dans
les abcès froids la possibilité de luxation avec intégrité des os.

Le savant chirurgien, qui paraissait convaincu de
l'existence de ces luxations, faisait-il allusion aux
luxations soudaines du début de la coxalgie si bien
étudiées depuis par M. Kirmisson ? Au sujet de ces
dernières, M. Berger, dans son rapport (1), dit en
effet expressément que l'examen radiographique permet d'affirmer l'intégrité des contours et de la forme
de la tête fémorale. Cependant, nous sommes convaincu que dans ces cas, si l'autopsie était faite, si la
tête était débitée en tranches minces, on trouverait

BERGER, *loc. cit.*

des granulations tuberculeuses soit au centre de la tête, soit au voisinage du cartilage permanent.

Dans les cas les plus fréquents, la tête fémorale est profondément modifiée. Le foyer primitif s'est agrandi, les trabécules osseux se sont raréfiés ; les cartilages épiphysaires ont plus ou moins disparu ; le tissu osseux lui-même, atteint d'ostéite raréfiante, est remplacé par des fongosités. Les parties de la tête fémorale en contact avec l'os coxal dans l'attitude vicieuse ordinaire de la coxalgie, c'est-à-dire la partie supéro-externe, sont aplaties ; parfois, on y voit même de profondes ulcérations. Mais il y a toujours, d'après M. Lannelongue, « diminution de volume ou rapetissement de la tête du fémur ». La tête fémorale peut même manquer complètement. C'est donc à tort que Rust indiquait comme cause apparente de la luxation, le gonflement, l'augmentation de volume de la tête fémorale.

Cavité cotyloïde. — La lésion débute, nous le disions plus haut, par la tête fémorale.

Quelques auteurs ont cependant prétendu que la tuberculose atteignait primitivement l'os coxal plus souvent que le fémur. Quoi qu'il en soit, l'autopsie montre presque toujours une cavité cotyloïde agrandie. Cet agrandissement tient à un travail ulcératif qui débuterait sur la partie postéro-supérieure du sourcil cotyloïdien.

D'après le professeur Duplay (*in* Cliniques chirur-

gicales), « cette détermination presque constante des
lésions locales reconnaît plusieurs causes, agissant
concurremment. D'abord, dans la station et la marche, le poids du corps se fait sentir précisément à la
partie postéro-supérieure du cotyle. D'autre part,
du fait de l'attitude vicieuse prolongée que gardent
les malades et particulièrement du fait de la flexion
de la cuisse sur le bassin maintenu par la contracture musculaire, il résulte que la tête presse presque
constamment sur le même point du cotyle en haut
et en arrière. L'action continue des mêmes causes
explique l'usure progressive de l'os et la tendance à
la disparition de la tête fémorale. »

Donc, rebords cotyloïdiens érodés, disparus, cavité cotyloïde agrandie ayant même cessé d'exister
du fait de la disparition de ses bords : telles sont les
lésions ordinaires.

Synoviale et capsule. — La synoviale, une fois
la luxation produite, est profondément modifiée.
Rouge violacée, épaissie, elle a perdu sa souplesse.
Au toucher, elle est rugueuse et cette rugosité tient
à des bourgeons charnus produits par irritation de
voisinage et aux granulations tuberculeuses qui l'en-
vahissent par propagation.

La capsule a perdu son aspect ordinaire ; en certains points elle n'existe même plus. Les fongosités
qui occupent en partie l'articulation communiquent
librement avec des abcès de voisinage. Ce qui sub-

siste de la capsule n'est guère reconnaissable : c'est
un tissu lardacé, adhérent aux parties voisines et en-
vahi par les fongosités.

Parties molles. — Là ne se bornent pas les lésions
dans la coxalgie. Non seulement, les os, la synoviale, la capsule sont lésés, mais encore les muscles
de la cuisse et de tout le membre inférieur perdent
leur force et s'atrophient.

A cette atrophie viennent se joindre, soit isolées,
soit ensemble, la contracture et la paralysie qui
affectent le plus souvent les extenseurs. A la longue,
et par suite de l'inflammation chronique de l'articulation on constate l'épaississement des parties péri-
articulaires et la rétraction fibro-tendineuse des inser-
tions musculaires.

Voyons maintenant quelles sont les lésions particulières aux luxations en avant.

Portal, le premier, au cours d'une autopsie, eut
l'occasion d'examiner les lésions dans la luxation
obturatrice. Malheureusement ses renseignements
sont incomplets. Il nous montre bien en effet les
rapports respectifs des surfaces articulaires luxées,
mais il ne nous dit rien de leur aspect particulier (1).

Dans une seconde observation que nous rapportons à la fin de cette thèse (2), M. le professeur Lannelongue décrit les renseignements fournis par l'au-

(1) Voir PORTAL, observation IX.
(2) Voir LANNELONGUE, observation V.

topsie dans un cas de luxation en avant. Dans ces cas spéciaux, la lésion paraît débuter, comme dans toute coxalgie, par le fémur ; mais, au lieu de siéger à la partie supérieure et postérieure, elle paraît intéresser surtout la face antérieure et inférieure du col fémoral.

La cavité cotyloïde présente de profondes ulcérations, mais au lieu de siéger en haut et en arrière, elles se trouvent en avant et en dedans. Si nous admettons avec M. Lannelongue que les ulcérations, dans la coxalgie, présentent leur maximum aux points où la tête fémorale exerce le plus de compression sur l'os coxal, il faut supposer que ces ulcérations spéciales en avant et en bas sont consécutives, dans la majorité des cas, à une attitude exceptionnelle du membre. Il est cependant des lésions dont le siège ne peut pas être provoqué par une attitude spéciale. Il faut, dans l'ignorance où nous sommes des causes véritables, attribuer la détermination du siège de ces lésions au caprice destructif de l'ostéite tuberculeuse.

En résumé, ce qu'il importe de faire ressortir, c'est le contraste qui nous est fourni par l'anatomie pathologique sur le siège principal des dégâts du processus tuberculeux d'abord dans la luxation ordinaire, ensuite, dans la luxation en avant. Dans la première c'est en haut et en arrière que sont les lésions, dans la seconde, c'est en bas et en avant.

RAPPORTS DE LA TÊTE FÉMORALE LUXÉE

Maintenant que nous connaissons les lésions ordinaires observées du côté du cotyle dans les luxations iliaques et dans les luxations antérieures, il nous reste à connaître quels sont les rapporte qu'affecte la tête fémorale avec l'os coxal dans les luxations antérieures. C'est ici le lieu de se demander si la luxation spontanée existe réellement.

La véritable luxation spontanée, celle qui se produit insidieusement, sans l'action d'un traumatisme, cette luxation est, suivant certains auteurs, extrêmement rare. Bonnet dit que la tête du fémur n'abandonne presque jamais complètement le cotyle Quelques-uns soutiennent même qu'elle ne doit jamais exister véritablement: En effet, lorsque l'on fait l'autopsie de malades ayant succombé à la coxalgie arrivée à sa phase ultime, il est bien difficile de pouvoir constater si la luxation existe véritablement. Comment vérifier en effet si les surfaces articulaires se correspondent, alors que la cavité cotyloïde est agrandie, déformée, parfois méconnaissable et que la tête du fémur a quelquefois même disparu en entier ?

Cette question de l'existence véritable des luxations spontanées ordinaires, difficile à éclaircir, le devient encore plus lorsqu'il s'agit de variétés antérieures.

Luxation obturatrice. — Nous ne connaissons que deux autopsies relatives aux luxations obturatrices : nous y avons fait allusion précédemment. L'une de Portal semble parfaitement prouver qu'il y a luxation véritable. Il dit en effet que la tête fémorale était logée « sur la partie interne et inférieure du trou oval, reposant en partie sur l'extrémité inférieure de la branche du pubis et sur l'extrémité supérieure de celle de l'ischion. »

L'autre observation est du professeur Lannelongue. Il suffit d'en citer la conclusion pour être convaincu de l'existence certaine des luxations obturatrices. « La tête fémorale, dit-il, n'affecte plus aucun rapport avec l'ancienne cavité ; elle est placée dans la fosse ovalaire, au-devant de la membrane obturatrice dans une loge sous-musculaire pleine de pus et de fongosités. »

Luxation sur le pubis. — Dans cette variété de luxation en avant, la tête fémorale repose parfois immédiatement sur le corps du pubis. D'autres fois, c'est le cas d'une luxation antérieure qui nous a été rapportée par Barwell, elle empiète un peu soit sur la branche horizontale de ce même os, soit sur sa branche descendante.

Comment va se comporter maintenant la tête fémorale luxée vis-à-vis de l'os coxal avec lequel elle s'est mise en rapport ? Il arrive que la tête fémorale conserve une assez grande mobilité. Dans une de nos observations (1), nous rapportons même un cas où le diagnostic de luxation obturatrice a été confirmé par le toucher rectal qui permettait de constater la mobilité de la tête fémorale. Ce n'est pas cependant le cas ordinaire. Ordinairement, il existe une complète immobilité de la tête ; celle-ci est ankylosée dans sa nouvelle position par des liens fibreux et par des tissus de néoformation dus au travail de cicatrisation. Il arrive en effet fréquemment que lorsque la tête fémorale a quitté la cavité cotyloïde, il se produit un arrêt dans le processus tuberculeux et même un progrès vers la guérison. Il se fait rarement de l'ankylose osseuse. Parfois, il se produit une véritable pseudarthrose qui permet certains mouvements.

(1) Voir observation III.

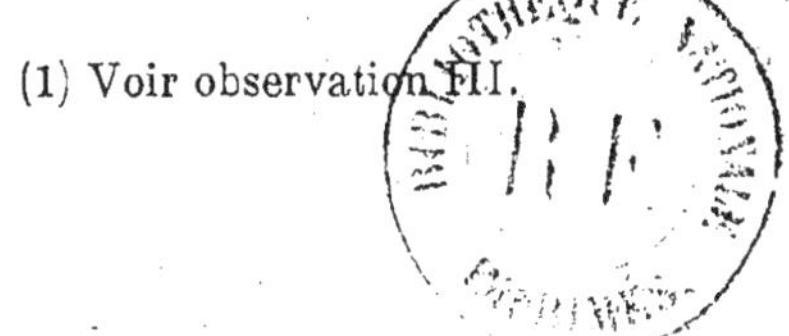

CHAPITRE II

Mécanisme.

Nous avons admis l'existence des luxations spontanées ; nous connaissons de plus l'état des surfaces
articulaires dans les luxations tuberculeuses en
arrière et en avant. Dans une articulation normale,
les os reliés ensemble se maintiennent entre eux au
moyen des muscles péri-articulaires et au moyen de
la capsule et des ligaments qui ne sont que les ren-
forcements de la capsule. Il faut tenir compte aussi
de la correspondance exacte des surfaces articulaires
pour comprendre le maintien des rapports des os
entre eux. Or les os sont érodés et rongés ; la capsule
articulaire a perdu sa consistance ; les ligaments
sont détruits, les muscles atrophiés et parésiés : à
laquelle de ces lésions faut-il attribuer la production
des luxations ?

Plusieurs théories ont été émises pour répondre à
cette question. Toutes ont un peu le tort de préten-
dre expliquer la généralité des faits à l'exclusion des

autres. Après avoir passé en revue ces théories, nous rentrerons dans notre sujet en tâchant de trouver les causes secondaires qui font que certaines luxations au lieu de se produire en arrière, se font en avant.

1° *Théorie de l'hydarthrose*. — C'est la plus ancienne ; elle remonte à Hippocrate et Galien ; au xviii° siècle, Jean-Louis Petit (1722) fut un de ses ardents défenseurs. Brodie, Lesauvage de Caen l'ont aussi adoptée. Plus près de nous, Parise et enfin Vincent ont essayé de la faire prévaloir. Pour ces auteurs les luxations dans la coxalgie seraient produites par l'épanchement dans la cavité articulaire d'une grande quantité de synovie, qui distendrait la capsule de l'articulation fémorale. Grâce à cette distension, la tête fémorale devenue libre dans la cavité articulaire, se laisserait facilement entraîner hors du cotyle par la seule action des muscles voisins. Cette théorie ne peut guère se soutenir aujourd'hui, car l'épanchement articulaire n'existe pas dans toute luxation coxo-fémorale, et, à supposer même qu'il existât toujours, il resterait encore à démontrer qu'il est suffisant pour disjoindre les surfaces articulaires.

2° *Théorie du comblement de la cavité cotyloïde*. — Cette seconde explication est due à Asclépiade le Bithynien. Selon cet auteur il se développerait une tuméfaction dans le cotyle : elle chasserait la tête fémorale et produirait ainsi le déplacement des surfaces articulaires. Pour Desault, Bichat, Boyer, cette tuméfaction serait constituée par le gonflement des cartilages ; pour Valsalva, Portal, Fallope, elle serait au contraire due au développement exagéré du tissu adipeux du fond de la cavité cotyloïde. Bien qu'admissible en certains cas, assez rares du reste, cette théorie ne peut être généralisée.

3° *Théorie de l'action musculaire.* — Parise est un des premiers qui ait attaché une certaine importance à l'action des muscles dans le mécanisme des luxations.

Néanmoins, cette action musculaire est pour lui absolument secondaire. C'est l'épanchement synovial qui fait sortir du cotyle la tête fémorale et les muscles n'agissent que pour entraîner cette tête ainsi devenue libre.

C'est Verneuil le premier qui donna aux muscles un rôle prépondérant dans la sortie de la tête hors du cotyle. Voici en effet ce qu'il communiquait en 1883 à la Société de chirurgie : « Par suite de la flexion de la cuisse avec adduction et rotation en dedans, il ne reste plus d'obstacle à l'issue de la tête. La capsule et les muscles fessiers seuls opposaient une barrière à cette issue, mais la capsule se ramollit et se distend, les muscles affaiblis cèdent à leur tour, et, la tête du fémur poussée d'avant en arrière par les adducteurs et le couturier, ne rencontre plus devant elle de résistance assez forte, passe par-dessus le rebord cotyloïdien et se porte dans la fosse iliaque. »

Cette théorie est très séduisante, mais elle suppose l'atrophie ou même la paralysie d'un certain groupe musculaire en même temps que la contraction énergique et constante d'un autre groupe de muscles antagonistes. Or, ces conditions existent-elles toujours ?

Les expériences de Vulpian d'abord, de Raymond, Duplay et Cazin ensuite ont prouvé l'existence de la paralysie des muscles péri-articulaires, mais, cette paralysie élective demande un certain temps pour se constituer. Il en résulte que, si elle permet d'expliquer beaucoup de luxations, elle est incapable au moins de faire comprendre le mécanisme des luxations soudaines du début de la coxalgie si bien étudiées par Kirmisson et son élève Joüon.

4° *Théorie traumatique*. — Soutenue surtout par Larrey. Pour ce chirurgien, aucune luxation dans la coxalgie n'est possible s'il n'intervient un traumatisme. Cette opinion n'a plus sa raison d'être aujourd'hui, car, trop nombreuses sont les observations qui nous montrent la marche lente, insidieuse des luxations spontanées.

5° *Théorie de l'ulcération compressive*. — Sabatier dans son « *Mémoire sur les luxations consécutives du fémur* » (1) a songé le premier à attribuer la luxation du fémur aux lésions produites par l'af-

(1) *Mém. Méd. et Chir.*, Paris, 1774.

fection tuberculeuse sur la tête fémorale et sur la cavité cotyloïde. Pour lui, c'est le siège de ces ulcérations qui déterminerait la variété de la luxation. Est-ce la partie supéro-postérieure de la tête fémorale et du rebord cotyloïdien qui est détruite ? C'est dans la fosse iliaque externe que doit se luxer le fémur. La lésion siège-t-elle au contraire sur la partie antéro-inférieure du sourcil cotyloïdien et de la tête du fémur ? Nous aurons une luxation antérieure.

Mais pourquoi ces ulcérations se produisent-elles souvent en haut et en arrière, et quelquefois seulement en avant et en bas ? M. le professeur Lannelongue nous en donne l'explication : « Un des premiers effets de l'envahissement articulaire par la tuberculose est l'immobilisation de la jointure par les muscles, et, comme ce sont les muscles les plus puissants qui régissent nécessairement l'attitude, la jointure se place dans une attitude déterminée et toujours la même. Par le fait de cette attitude, il se produit une compression au niveau des surfaces qui sont en contact, et, cette compression engendre à son tour une destruction dans les parties osseuses altérées qui se touchent. Il en résulte que les jointures se détériorent toujours au même point puisqu'elles prennent une attitude qui est toujours la même pour chacune d'elles. Ce sont ces ulcérations des surfaces en contact qui sont l'origine des déplacements, que les muscles qui ont fixé l'attitude augmentent sans cesse jusqu'à ce que la luxation soit produite ; il convient d'ajouter, d'ailleurs, que le déplacement des surfaces est rendu facile par la transformation des ligaments en fongosités ou par leur destruction complète. » Le professeur Lannelongue apporte, on le voit, un nouvel élément dans la théorie : la cause première de la luxation, celle qui doit en déterminer la variété, c'est la contraction musculaire ; c'est elle qui produit l'attitude vicieuse et qui entraîne par ulcération compressive l'usure et le déplacement des surfaces articulaires.

Faisons maintenant à notre sujet l'application de ces principes. Les déplacements se produisent suivant deux modes distincts : tantôt, lentement et d'une manière progressive, tantôt *brusquement par une action traumatique surajoutée*. La luxation lente progressive résulte d'un enchaînement, dans le processus pathologique. Dans une première phase, sous l'influence de l'attitude vicieuse prise par l'articulation, la tête fémorale par un de ses points, vient exercer une pression permanente en un point fixe, toujours le même pour une même attitude, du sourcil cotyloïdien. En ce point comprimé l'os coxal subit ce processus d'ulcération compressive dont nous avons vu les résultats dans le chapitre d'anatomie pathologique.

Dans la modalité habituelle, cette ulcération compressive aboutit, nous le savons, à la destruction de la partie postéro-supérieure du sourcil cotyloïdien. Il en résulte que dans la majorité des cas, c'est en haut et en arrière que s'échappe la tête fémorale.

Examinons maintenant les conditions spéciales susceptibles d'amener la luxation en avant. Ces contions sont celles qui pourront produire la destruction du rebord antéro-inférieur de ce même sourcil cotyloïdien.

D'après le professeur Duplay la luxation en avant dépend d'une position anormale prise par le malade dans son lit. On peut concevoir en effet une attitude du patient telle que dans la position couchée une pression prolongée s'exerce sur la face postérieure de l'articulation par l'intermédiaire de la saillie du grand trochanter. Cette pression aura pour effet de refouler la tête fémorale contre le sourcil antérieur de la cavité cotyloïde et en amènera l'usure progressive.

Dans la position habituelle de flexion, abduction et rotation en dehors, la face postérieure de l'articulation de la hanche est en quelque sorte soustraite, du fait de la flexion, aux pressions directement exercées par le matelas. Mais cette attitude, nous le savons, n'est pas constante. Dans certains cas, pour des raisons mal connues, la cuisse ne se place pas dans l'attitude de flexion sur le bassin. Telle était précisément l'anomalie présentée par notre malade. Si l'on veut bien se reporter à l'observation que nous produisons *in extenso* (1), on peut voir que quatre ans après le début net de la coxalgie, le membre était encore en extension complète. Il n'y avait pas trace de flexion de la cuisse sur le bassin.

Le malade resta alité plusieurs mois avant que l'attitude vicieuse ne se constituât. Pendant toute la durée du repos forcé, il se tint couché sur la hanche et le flanc du côté malade : c'est vraisemblablement sous l'influence de cette attitude que la luxation se constitua peu à peu.

En résumé, dans le cas qui nous occupe, il semble que deux causes aient déterminé la luxation antérieure : 1° l'attitude prolongée en extension de la cuisse sur le bassin ; 2° le décubitus légèrement latéral sur la hanche malade.

Dans une observation de luxation en avant due à Maisonneuve et que nous reproduisons en notre thèse (2), cet auteur admet que c'est la position vicieuse adoptée par le malade qui détermina la variété de luxation. Malheureusement, Maisonneuve n'indique pas de façon suffisamment précise quelle était cette position vicieuse.

Est-ce à dire que nous devons expliquer par cette théorie tous les cas de luxation en avant ? Elle est, croyons-nous, juste pour notre observation, et nous sommes d'avis que tous les coxalgiques présentant

(1) Voir Observ. I.
(2) Voir observ. IV.

les deux conditions énumérées plus haut sont exposés à un moment donné à une luxation en avant. Cependant nous reconnaissons que d'autres causes peuvent déterminer cette luxation spéciale. C'est ainsi que M. Reverdin dans un cas de coxalgie bilatérale que nous transcrivons (1) a observé une luxation antérieure coïncidant avec une luxation postérieure existant du côté opposé, et de date plus ancienne. D'après cet auteur, la luxation en arrière primordiale aurait agi en déterminant du côté opposé une attitude vicieuse spéciale d'où serait résultée la luxation en avant.

Après Reverdin, dans un cas des plus nets appartenant à Ducros (2), c'est au cours d'une chute sur la hanche que la tête fémorale fut chassée en avant de la cavité cotyloïde. Il semble hors de doute, en effet, qu'une action traumatique s'exerçant d'arrière en avant au cours d'une coxalgie puisse amener la sortie de la tête fémorale sur la région antérieure de l'os coxal, fût-ce au prix de la fracture d'une parcelle du sourcil cotyloïdien amoindri dans sa résistance par le processus tuberculeux.

En résumé, et pour fixer en quelques lignes les causes de la luxation antérieure dans la coxalgie, nous dirons qu'elles proviennent tantôt d'une anomalie dans l'attitude vicieuse, tantôt d'un décubitus spécial du malade, tantôt enfin d'une action traumatique dirigée dans un sens spécial.

(1) Voir observ. VII.
(2) Voir observ. X.

CHAPITRE III

Symptômes.

Le début de la maladie peut se faire dans deux circonstances différentes. Il peut être soudain et survenir à la première période de la coxalgie. C'est à ce
mode que se rapporte le cas si bien étudié par Joüon
dans sa thèse inaugurale. Nous ne saurions nous y
attarder en raison de la rareté de cette forme. Dans
l'immense majorité des cas, la luxation survient à
une période avancée de la coxalgie.

Symptômes fonctionnels. — Quelquefois, la luxation se constitue soudainement à la suite d'un traumatisme ; mais dans la modalité habituelle, elle survient peu à peu pendant le séjour au lit du malade et
constitue un épisode insidieux qui peut même passer
inaperçu. Généralement, c'est la déformation de la
région articulaire qui fait penser à la possibilité d'une
luxation. Dans quelques cas plus rares, c'est par une
diminution de la douleur que cet accident se manifeste. Etrange au premier abord, cette forme de dé-

but ne doit cependant pas trop nous surprendre. La douleur dans la coxalgie n'est-elle pas produite, en effet, par la compression des surfaces articulaires et par la contracture, cet état de vigilance du système musculaire, comme l'appelle Verneuil ? Or, la luxation entraînant le relâchement de certains groupes musculaires, mettant fin à la compression des surfaces, calme la douleur par le même mécanisme que l'extension continue dont on connaît les bons effets dans les formes douloureuses de la coxalgie. Enfin, dans d'autres cas, assez rares aussi, c'est une exagération prononcée de la douleur qui annonce que le col fémoral a quitté la cavité cotyloïde. « Quand un enfant, écrit Barwell, dans l'*Encyclopédie Internationale de Chirurgie*, éprouvant la douleur ordinaire d'une coxalgie chronique, mais vraiment grave, est brusquement pris de douleurs présentant une grande violence, tient constamment le membre dans ses mains, se plaint vivement et pousse des cris d'épouvante à l'approche des personnes qui l'entourent, ou manifeste une douleur aiguë quand on remue le lit, si on apprend que, depuis le début de cette crise de douleur, le membre s'est retiré davantage ; si avec ces symptômes, ne se montrent ni les signes locaux de la suppuration, ni l'élévation de la température qui l'annonce, on est autorisé à conclure qu'il peut s'être produit un changement de rapports entre la tête du fémur et la cavité cotyloïde, changement consistant, suivant toute probabilité, en une subluxation qui, abandonnée à elle-même, va se compléter »

Examen du malade. — *Symptômes fonctionnels.* — Si nous prenons pour type de description la luxation ilio-pubienne que nous rapportons dans notre observation, nous voyons que le malade se présente à nous dans les circonstances suivantes :

Le membre inférieur est dans une attitude qui rappelle celle de la coxalgie au début ; la cuisse est fléchie sur le bassin ; mais cette flexion est variable ; elle était minime dans le cas que nous avons observé. La face antérieure de la cuisse se trouvait dans le plan frontal passant par les deux épines iliaques, antérieures et supérieures. Il existe une abduction très prononcée pouvant atteindre 45° et même davantage. L'axe du fémur prolongé vient aboutir en un point variable de la ligne qui joint l'ombilic à la symphyse pubienne. La rotation en dehors de la cuisse est de même très prononcée : le condyle interne du fémur regarde directement en haut et la jointure est disposée de telle manière que le pied repose sur le lit par toute l'étendue de son bord externe. Bien que l'articulation du genou (à moins de la coïncidence d'une tumeur blanche), soit indemne, il est assez fréquent d'observer, comme dans notre cas, une flexion voisine de l'angle droit de la jambe sur la cuisse de telle sorte que le talon vient appuyer sur le mollet du côté opposé. Cette attitude du genou dépend de phénomènes de contracture et de raideur souvent impossibles à vaincre, sinon sous le sommeil chloroformique

Le *bassin* présente une déformation considérable . il est oblique du côté malade ; l'épine iliaque antérieure et supérieure est fortement abaissée et se trouve sur un plan plus antérieur que celle du côté sain. Dans l'attitude couchée, en rapport avec cette obliquité du bassin, on observe un degré plus ou moins prononcé de lordose.

La *hanche* présente à l'inspection une atrophie des masses musculaires telle que les reliefs osseux sont rendus plus perceptibles et qu'il est même possible d'apprécier leur déplacement avec plus de facilité que du côté opposé. Disons toutefois que la présence de fongosités et d'abcès peut gêner l'exploration et que celle-ci peut être rendue difficile par les douleurs très vives que le moindre déplacement fait éprouver au malade. La simple inspection permet, dans certains cas, de déceler un exhaussement du triangle de Scarpa, surtout sensible, si on le compare à la région scarpienne du côté opposé qui, elle, forme en général une dépression marquée en raison de l'état de maigreur du sujet.

La *palpation* de la face antérieure de la région de l'articulation luxée permettra de sentir l'état des ganglions inguinaux qui pourront être engorgés et augmentés de volume. Plus profondément, immédiatement au-dessous de l'arcade fémorale, on sentira une tuméfaction vaguement arrondie, dure, à résistance osseuse, constituée par la tête fémorale. Elle est plus ou moins douloureuse à la pression. Quelquefois, elle se mobilise par les mouvements communiqués au membre. Dans des cas plus nombreux elle est fixée, en raison de la contracture musculaire considérable qui empêche tout mouvement de la hanche. L'exploration de la face postérieure de l'articulation fournit également des résultats intéressants. Dans la règle le grand trochanter est effacé, comme enfoncé dans la racine du membre : une dépression existe aux lieu et place de la saillie qu'il forme normalement. Albert de Vienne a insisté sur ce caractère qui, d'après lui, suffit pour conduire le chirurgien au diagnostic, pourvu toutefois que ce signe soit accompagné de l'attitude vicieuse du membre. L'existence de ce symptôme est loin d'être constante. C'est ainsi que dans l'observation de notre malade nous lisons que « la face postérieure de l'articulation ne présentait aucune dépression anormale ; bien au contraire, la région rétro-trochantérienne apparaissait même plus remplie que du côté opposé ». On conçoit en effet que des masses constituées par des fongosités ou par des produits ostéopathiques puissent donner le change sur l'effacement du grand trochanter.

Mensuration. — Lorsqu'elle est pratiquée avec minutie, la mensuration fournit des signes très importants pour le diagnostic.

En raison des résultats contradictoires qui ont été donnés par les auteurs, nous rappellerons d'abord ceux fournis par la mensuration chez notre malade, nous réservant de donner ensuite les diverses opinions qui ont cours dans la science. Dans le cas qui nous occupe, il y avait une ascension manifeste du grand trochanter, ascension qui n'était pas moindre de quatre centimètres. La preuve de cette assertion ressortait de ce fait que le grand trochanter, au lieu d'effleurer la ligne de Nélaton, était à quatre centimètres au-dessus d'elle et de cet autre fait, peut-être plus facile à constater, que la distance de l'épine iliaque postérieure au bord supérieur du grand trochanter était diminuée de quatre centimètres par rapport au côté sain. De cette ascension indéniable du grand trochanter résulte ce fait que la distance de l'épine iliaque antérieure et supérieure au condyle externe du fémur présentait une diminution notable. En un mot, nous conclurons que dans les luxations ilio-pubiennes, il existe un raccourcissement notable et *réel* de la cuisse. Nous verrons que ce signe peut constituer un caractère différentiel avec l'autre variété des luxations antérieures de la hanche : nous voulons dire la variété obturatrice.

Tels sont les renseignements fournis par l'examen du malade dans la position couchée. Voyons maintenant les signes complémentaires, d'ailleurs peu nombreux, que nous fournira l'examen dans la posi-

tion debout. Généralement la station debout est diffi
cile à maintenir à cause de l'attitude vicieuse du
membre. Le patient doit même s'appuyer sur des
béquilles pour remédier à l'insuffisance du membre
luxé. Nous constatons, dans cette attitude debout,
que la fesse du côté malade paraît plus ou moins
aplatie, soit à cause du déplacement antérieur du
grand trochanter, soit à cause de l'atrophie des muscles.

La colonne vertébrale présente au niveau de la
région lombaire une scoliose à convexité tournée du
côté malade et, au niveau de la région dorsale, une
scoliose de compensation dirigée en sens contraire de
la précédente. Ces diverses déformations vertébrales
ont pour résultat de rejeter le centre de gravité du
côté opposé à la lésion, de manière que le membre
sain supporte la plus grande partie du poids du corps.

La *marche* s'effectue suivant deux modes distincts.
Tantôt, comme chez notre malade, l'usage du membre atteint est impossible et sa suppléance doit
se faire au moyen d'une béquille. Tantôt lorsque le
genou est resté souple, le malade marche pour ainsi
dire, en fauchant. C'est ainsi que Joüon dit dans sa
thèse : « Dans le stade du pas antérieur, le bassin
se soulève en masse par une contraction énergique
des muscles sacro-lombaires, de façon à faire progresser le membre malade en avant ; quand ce membre appuie sur le sol, le thorax paraît s'incliner

et s'enfoncer vers le bassin, la plante du pied repose tout entière sur le sol ; au bout de quelques pas, pour se soulager, le malade appuie instinctivement sa main gauche sur la face antérieure de la cuisse. »

Une forme clinique un peu différente est fournie par la luxation ovalaire dont nous allons maintenant passer en revue les divers signes. Ce sont à peu près les mêmes que ceux de la luxation ilio-pubienne. Les symptômes ont été magistralement analysés et décrits par Jean-Louis Petit. Nous ne saurions mieux faire que de citer *in extenso* cette description :

« 1° On sent une tumeur qu'on trouve au-dessous de l'aine et qui est formée par la tête du fémur, placée sur le trou ovalaire qui fait une espèce de cavité dans laquelle l'os de la cuisse, jeté en dedans, est plus disposé à se loger qu'en tout autre endroit.

« 2° La cuisse malade est plus longue que la saine, parce que le trou ovalaire sur lequel appuie la tête de l'os est plus bas que la cavité de l'ischion.

« 3° Le pli de la fesse est, par la même raison, plus bas du côté luxé que de l'autre, la fesse paraît de plus creuse, ou du moins aplatie, tant parce que le grand trochanter qui suit le déplacement de la tête du fémur est jeté en devant et ne fait plus en dehors son éminence naturelle, que parce que, par l'éloignement du grand trochanter, les muscles de la fesse sont étendus, et par conséquent aplatis.

« 4° Le pied et le genou sont tournés en dehors parce

que la cuisse luxée en dedans, est tirée du côté opposé
par les muscles fessiers.

« 5° La cuisse ne peut être portée en dedans sans
douleur, parce qü'alors on force les muscles fessiers
qui sont tendus en contraction ; quand on met le
malade debout, l'extrémité inférieure du côté luxé,
étant plus longue que celle du côté opposé, ne peut
lui devenir égale que par la flexion du genou, et, si
le malade veut étendre la jambe, il faut qu'il la porte
en avant ou la jette de côté.

« 6° Le malade marche pour ainsi dire en fauchant ;
et cela parce que la cuisse saine ne peut soutenir le
corps assez élevé pour que l'extrémité luxée cesse de
toucher à terre et que la jambe étendue puisse être
portée directement en avant, ce qui serait nécessaire
pour rendre la progression facile. Le malade est donc
obligé de jeter en dehors la cuisse luxée en faisant
décrire un demi-cercle au pied pour le passer devant
l'autre (1). »

(1) *Œuvres complètes de Jean-Louis Petit*, 1837.

CHAPITRE IV

Diagnostic.

Le diagnostic de luxation dans la coxalgie a toujours présenté de grandes difficultés. Longtemps même on a cru que l'attitude vicieuse de la fin de la coxalgie était le fait d'un déplacement des surfaces articulaires. Cette opinion était si bien admise que certains auteurs avaient fait du terme « luxation spontanée » le synonyme de coxalgie. La cause de cette erreur tenait probablement à ce que l'on considérait le raccourcissement du membre malade comme le signe pathognomonique de toute luxation. Mais, nous savons aujourd'hui combien sont variées les causes de raccourcissement. Malgré cela, le diagnostic des luxations spontanées en général et spécialement des luxations en avant présente toujours de sérieuses difficultés.

Ces difficultés se sont accrues depuis le moment où M. Kirmisson a démontré l'existence d'une forme de luxation dite « soudaine » se produisant au début même de la coxalgie. Dans ce cas spécial en effet, il s'agit non seulement d'établir l'existence de la luxation mais encore d'en déterminer la nature. Un malade, valide la veille encore, sent brusquement le matin en faisant un effort que son membre inférieur a pris une mauvaise position. Sommes-nous en présence d'une luxation traumatique, d'une luxation paralytique ou enfin d'une luxation consécutive à une maladie aiguë ? Par l'interrogatoire nous saurons que le malade n'a subi aucun traumatisme, qu'il n'a point eu de paralysie infantile, de fièvre typhoïde ou de fièvre éruptive. Nous pourrons songer à la coxalgie, et c'est alors que la constatation d'une induration des sommets, la présence de ganglions, les antécédents personnels et héréditaires du malade viendront confirmer le diagnostic.

Ayant ainsi établi le diagnostic de la luxation dite « soudaine », demandons-nous maintenant à quels signes nons reconnaîtrons l'existence d'une luxation spontanée ordinaire en avant. Nous constaterons d'abord tout aussi nettement que dans la forme traumatique l'existence d'un déplacement des surfaces articulaires. Mais, cependant, il importe de s'assurer qu'il s'agit bien d'un déplacement et non d'une simple attitude vicieuse, flexion, abduction et rotation en dehors que l'on voit communément survenir au début de la coxalgie. S'agit-il d'un déplacement réel ? La flexion et la rotation externe seront beaucoup plus prononcées ; le triangle de Scarpa n'aura plus sa forme ordinaire ; le grand trochanter au lieu d'occuper la situation normale sera au-dessus de la ligne de Nélaton comme dans notre observation, ou au contraire, au-dessous, comme dans l'observation de Joüon. Nous constaterons au palper l'existence d'une saillie dure, osseuse, plus ou moins douloureuse, située à la base du triangle de Scarpa et qui n'est autre que la tête fémorale. Enfin, comme ressource ultime nous pourrons recourir à la radiographie qui nous montrera la tête du fémur hors de la cavité cotyloïde, en avant et en dedans.

Ayant constaté l'existence d'une luxation en avant décelée par l'existence d'un déplacement réel, il nous reste pour compléter le diagnostic à reconnaître à quelle variété de luxation en avant nous avons à faire. S'agit-il d'une luxation ilio-pubienne ? S'agit-il au contraire d'une luxation obturatrice ? C'est la palpation, la mensuration et la radiographie qui nous l'apprendront. Dans la luxation ilio pubienne, nous sentirons la tête fémorale dans l'aine, et nous constaterons un raccourcissement notable du membre ; dans la luxation obturatrice, au contraire, la palpation directe nous permettra difficilement de sentir la tête fémorale ; il nous faudra recourir au toucher rectal par lequel nous constaterons la présence de la tête fémorale dans le trou obturateur. De plus il y aurait d'après Bouilly allongement du membre (3 à 5 centimètres). Toutefois cette opinion n'est pas admise par tous.

Enfin, pour confirmer les résultats fournis par la palpation et la mensuration, il y aura avantage à recourir à la radiographie.

En effet, ainsi que le fait remarquer M. G. Maunoury (de Chartres) dans son rapport au treizième congrès international de médecine (Paris, 1900), la radiographie permettra de constater une luxation qui avait d'abord échappé à l'examen clinique. Au reste, la question de savoir si l'on est en présence d'une luxation ilio-pubienne ou d'une luxation obturatrice a une importance plus théorique que pratique, car, dans les deux cas le traitement restera sensiblement le même.

CHAPITRE V

Traitement.

Nous venons d'étudier les symptômes de la luxation en avant et de formuler les règles du diagnostic. Il nous reste maintenaut pour compléter notre œuvre à déterminer quel traitement doit être institué.

Nous avons vu combien graves étaient les accidents provenant des attitudes vicieuses observées dans les luxations en avant. Aussi, convient-il d'établir un traitement préventif dont le but sera de prévenir non seulement la production de cette variété de luxation mais encore de tout déplacement articulaire.

Traitement préventif. — Il consiste essentiellement dans l'application des moyens qui feront disparaître l'attitude vicieuse, cause principale de la luxation. Ces moyens sont : 1° l'immobilisation dans une bonne position du membre frappé de coxalgie ; 2° l'extension continue. Sans nous étendre plus longtemps sur ce point, passons au traitement curatif.

Traitement curatif. — Sommes-nous en présence d'une luxation soudaine du début ? Notre conduite est nettement tracée, et nous devrons recourir à la méthode de douceur. Comme l'a fait en effet remarquer M. Kirmisson, nous avons affaire dans cette forme soudaine à des surfaces articulaires qui n'ont pas été sensiblement déformées par le processus ulcératif tuberculeux, ce qui nous donne le droit de supposer que la réduction une fois obtenue aura chance de persister. Le seul cas de luxation antérieure soudaine observé dans la science a du reste été traité de cette façon par M. Gérard-Marchant qui a obtenu d'excellents résultats (1).

S'agit-il au contraire, et, c'est du reste le cas de beaucoup le plus fréquent, d'une luxation antérieure spontanée ? Nous devrons alors distinguer entre la méthode non sanglante ou de douceur et la méthode sanglante qui comporte plusieurs procédés.

Méthode de douceur. — La méthode de douceur dont s'est servi M. le docteur Gérard-Marchant dans l'observation qui a été le point de départ de notre travail peut se résumer de la façon suivante :

Le patient est endormi jusqu'à une complète résolution musculaire. Deux aides doivent maintenir le bassin, tandis que l'opérateur cherchera tout d'abord à fléchir progressivement la cuisse sur le bassin ;

(1) Voir observ. II.

puis, après avoir obtenu alternativement des mouvements d'adduction et d'abduction, le chirurgien im-
primera à la cuisse un mouvement de circumduction.
Si cette manœuvre ne ramène pas la tête fémorale
dans sa cavité, on insistera, dans une deuxième phase
opératoire, sur les mouvements de flexion, d'adduction et de rotation en dedans. Si la réduction est possible, on obtiendra presque toujours un succès com-
plet avec cette dernière manœuvre. La luxation une
fois réduite, on englobera le membre inférieur tout
entier dans un appareil plâtré qui devra maintenir
aussi le bassin et remonter jusqu'au thorax ; on aura
soin que le membre inférieur soit immobilisé, pendant
la dessication de l'appareil, dans une position réali-
sant une abduction de 30°. On pourrait aussi soumet-
tre à l'extension continue le membre réduit et n'appliquer l'appareil de Verneuil plâtré, qu'une quin-
zaine de jours après.

A propos de cette méthode que nous venons
d'exposer, constatons tout d'abord que dans la réduction de la luxation spontanée, l'opérateur n'éprouvera
pas toujours la sensation de ressaut qui, dans la luxation traumatique, annonce la rentrée de la tête fémorale dans la cavité cotyloïde. D'autre part, on peut
reprocher à cette méthode de provoquer dans les
deux ou trois jours qui suivent la réduction une élévation de température pouvant aller jusqu'à 39°6.
Elle peut amener aussi la production d'abcès péri-ar-

ticulaires et même parfois une généralisation de la tuberculose. Néanmoins si l'on considère qu'elle produit chez le malade une augmentation d'appétit en même temps que la sédation des douleurs, qu'en un mot, elle améliore l'état général du patient, nous sommes en droit de conclure que c'est à elle d'abord qu'il convient de recourir.

Méthodes sanglantes. — Il peut arriver que les manœuvres dont nous venons de donner la description ne produisent point le résultat cherché. Cette hypothèse se réalisera si dans la luxation qu'il s'agit de réduire la tête fémorale revenue dans la cavité cotyloïde s'en échappe aussitôt soit parce qu'elle a subi une destruction marquée, soit parce que le sourcil cotyloïdien a disparu, rongé par l'ostéite compressive. C'est précisément à ce cas que fait allusion M. le Professeur Berger (1) dans les lignes suivantes : « On ne saurait remettre et maintenir en rapport des surfaces articulaires qui n'existent plus, et le déplacement se reproduira le plus souvent aussitôt après la cessation des mouvements qui auraient ramené la tête plus ou moins en contact avec le centre de la cavité cotyloïde. Aussi, on a recours le plus souvent à des tractions continues qui ramènent et maintiennent le plus près possible de leur situation réciproque les extrémités osseuses modifiées. » Nous devrons

(1) Rapport sur une communication de M. Kirmisson, (*Bull. Acad. de Méd.*, 27 nov. 1900, page 629.)

alors recourir à l'un des procédés de la méthode sanglante qui sont au nombre de trois, savoir : l'arthrotomie, la résection et l'ostéotomie.

Arthrotomie (suivie de réduction). — Cette méthode employée par Karewski d'abord et Calot ensuite consiste essentiellement à creuser au niveau de la cavité cotyloïde qui d'ordinaire s'est comblée une cavité profonde où puisse rentrer la tête fémorale qui sera maintenue dans sa nouvelle position par un appareil plâtré. Cette méthode a de grandes chances de réveiller le processus tuberculeux. De plus, il n'est pas toujours possible en raison des rétractions musculaires, tendineuses et ligamenteuses de replacer la tête fémorale dans la cavité nouvelle. Aussi, pour ces motifs, l'arthrotomie suivie de réduction reste une méthode exceptionnelle.

Ostéotomie. — Elle a pour but de corriger l'attitude vicieuse en agissant à distance des extrémités malades par une section osseuse. Suivant le point où nous pratiquerons la section osseuse, nous aurons soit une ostéotomie sus-trochantérienne, soit une ostéotomie inter-trochantérienne, soit enfin une ostéotomie sous-trochantérienne. Les deux premières méthodes sont d'une grande difficulté d'exécution. De plus la première exige une intégrité relative de la tête fémorale et la seconde due à Rhéa-Barton et à Maisonneuve présente l'inconvénient de conserver l'énorme résistance due au psoas iliaque. Aussi

pour ces motifs et avec M. le professeur Le Dentu (1),
préférerons-nous la troisième. Nous n'avons pas
à décrire en détail les différentes variétés de cette
troisième méthode. Disons seulement que l'une qui
consiste à faire une section transversale du fémur
produit un raccourcissement parfois considérable dû
à la résistance des adducteurs qui amènent le che-
vauchement du fragment inférieur sur le fragment
supérieur. Une autre, la seule qui procure un allongement du membre, consiste à faire une section oblique de l'os fémoral ; c'est le procédé de Terrier et
Hennequin qui, employé par Broca, a donné d'excellents résultats. Enfin, une troisième dite excision
cunéiforme, permet l'adaptation parfaite des frag-
ments, mais ne donne aucun allongement.

Résection — En thèse générale, la résection a
perdu beaucoup de terrain dans la coxalgie chez les
jeunes sujets. Elle a en effet l'inconvénient de provoquer un raccourcissement énorme du membre, ce qui
constitue une contre-indication formelle. Au contraire, chez un adulte ou chez un sujet presque arrivé
au terme de la croissance, la résection constitue une
opération très rationnelle. Elle peut alors être com-
parée quant aux résultats à l'ostéotomie sous-trochantérienne. Pour d'aucuns elle aurait même l'avantage
sur cette dernière de conserver la mobilité de la join-

(1) Voir *Revue d'Orthopédie*, 1895.

ture. Mais il semble que cet avantage soit plus apparent que réel, car, au point de vue de la marche, il est préférable d'avoir un membre solidement fixé en bonne position qu'un membre à néoarthrose permettant seulement des mouvements de ballottement. C'est du reste l'opinion du professeur Ollier (1).

En résumé, en présence d'une luxation antérieure du fémur survenue au cours d'une coxalgie, on commencera par s'assurer autant que possible de l'état des parties osseuses, à l'aide de la radiographie. Ensuite on procédera si possible à la réduction par la méthode non sanglante suivant le procédé manuel que nous avons indiqué plus haut. Si ces tentatives échouent, il y aura lieu de pratiquer une opération sanglante : ostéotomie sous-trochantérienne dans la majorité des cas, et, dans des cas beaucoup plus rares, la résection.

Traitement consécutif. — La réduction une fois faite, et pour empêcher toute récidive, il faudra ou bien appliquer un appareil plâtré maintenant la cuisse et le bassin en bonne position, ou bien procéder d'abord à l'extension continue et quinze jours après environ appliquer l'appareil plâtré. Le malade sera maintenu au lit pendant deux mois environ et ne devra recommencer à marcher qu'avec des béquilles. Enfin, au bout de trois ou quatre semaines, il sera bon de chercher à obtenir le libre jeu de l'articulation du genou.

(1) Voir *Traité des résections*, t. III, page 132.

OBSERVATIONS

OBSERVATION I

(Due à l'obligeance de M. Judet, interne des hôpitaux).

Service du docteur Gérard-Marchant. — Luxation antérieure
(ilio-pubienne).

Il s'agit d'un jeune homme de 21 ans entré à l'hôpital Boucicaut le 6 novembre 1901. Pavillon Pasteur, lit n° 4. Il souffre
d'une affection de la hanche droite d'origine tuberculeuse manifeste ainsi qu'en témoigne un abcès fistuleux à la région antérieure de la hanche. Nous l'examinons en détail le lendemain
de son entrée.

Le malade se tient couché sur le côté droit de telle sorte que
la hanche et la cuisse portent à plat sur le lit par toute l'étendue
de leur face externe.

Le membre inférieur droit est dans une attitude vicieuse
qui rappelle celle de la coxalgie au début : *la cuisse est fléchie*
sur le bassin mais cette flexion est minime ; la face antérieure
de la cuisse est dans le plan frontal passant par les deux épines
iliaques antéro-supérieures.

Elle est en *abduction*, à 45° environ : l'axe de la cuisse prolongé en haut vient aboutir à égale distance de l'ombilic et de
l'implantation de la verge.

Elle est en *rotation en dehors* très prononcée : le condyle du
fémur regarde directement en avant.

La *jambe* est fléchie à angle droit sur la cuisse et le talon vient appuyer contre le mollet du côté opposé.

L'attitude du genou est irréductible : il y a là des phénomènes de contracture et de raideur articulaire impossibles à vaincre.

Le *bassin* présente une obliquité considérable du côté malade : l'épine iliaque antérieure et supérieure droite est fortement abaissée et se trouve sur un plan plus antérieur que la gauche.

La *hanche* présente à l'inspection, outre l'atrophie des muscles, un exhaussement du triangle de Scarpa surtout sensible par comparaison avec la région de même nom du côté opposé qui, elle, forme une dépression très marquée à cause de l'état de maigreur du sujet.

Par *la palpation* de la face antérieure de l'articulation on perçoit une induration et un gonflement peu marqués des ganglions inguinaux. Plus profondément et immédiatement au-dessous de l'arcade fémorale, on sent une tuméfaction dure, vaguement arrondie, faisant penser à la tête fémorale. Elle est un peu douloureuse à la pression. Il est impossible de mobiliser cette saillie anormale, en raison sans doute de la contracture musculaire considérable qui empêche tout mouvement dans la hanche. La face postérieure de l'articulation ne présente aucune dépression anormale.

Bien au contraire la région rétro-trochantérienne apparaît même plus remplie que celle du côté opposé.

Mensuration. — Le grand trochanter est à 0 m. 04 au-dessus de la ligne de Nélaton ; la distance de l'épine iliaque postérieure au bord supérieur du grand trochanter est de 0 m. 16 à gauche (coté sain) contre 0 m. 12 à droite (côté malade). La conclusion est qu'il existe une ascension du grand trochanter qui n'est pas moindre de 0 m. 04.

Le diagnostic de coxalgie avec luxation antérieure du fémur n'est pas douteux. Il a été corroboré par une épreuve radiographique.

L'interrogatoire du malade ne permet guère de préciser à quel moment et par quel mécanisme s'est produite cette luxation : la maladie a débuté en 1896 par des douleurs dans la hanche et le genou ; le malade ne s'est pas alité, il a pu continuer à marcher mais avec une boiterie assez marquée. A ce moment, le membre était dans l'extension complète.

En décembre 1900, les douleurs redoublent d'intensité. Elles occupent la hanche et s'irradient dans le genou et jusque dans le pied. Pour la première fois, le malade est obligé de prendre le lit ; sa jambe était, à cette époque, dans l'extension complète : le malade est très affirmatif sur ce point.

Vers fin février 1901, changement d'attitude qui se fait progressivement pendant le séjour au lit : le membre se met en flexion, abduction et rotation en dehors.

Pendant toute la durée du repos forcé au lit, le malade s'est tenu couché sur la hanche droite et sur le flanc droit. Il n'a jamais éprouvé la sensation de craquement, ni de déboîtement dans sa jointure.

Aucun traumatisme n'a porté sur sa hanche. La luxation s'est produite d'une façon tout à fait insidieuse ; on peut donc la classer dans la catégorie des luxations dites spontanées.

A quelle époque s'est produite la luxation ? Il est difficile de répondre à cette question d'une manière catégorique ; nous savons seulement qu'elle a dû se produire pendant le mois de février 1901, dans le cours de son premier séjour au lit. A partir de juillet 1901 le malade se lève ; il peut marcher avec des béquilles, mais sans s'appuyer en quoi que ce soit sur sa jambe ; pendant la marche celle-ci garde la même attitude fixe que nous avons observée au lit.

Vers le 15 juillet, un abcès apparaît dans le triangle de Scarpa. On le ponctionne et on injecte de l'éther iodoformé dans la poche.

Actuellement il persiste un trajet fistuleux à un travers de main au-dessous de l'épine iliaque : l'écoulement séro-purulent est minime.

Le 15 novembre, réduction sous anesthésie complète·
M. Gérard-Marchant commence par fléchir progressivement
la cuisse sur le bassin, puis il lui imprime un mouvement de
circumduction : la tête fémorale se mobilise progressivement,
comme le prouvent de gros craquements. Dans une deuxième
manœuvre, on exagère la flexion, l'adduction et la rotation
en dedans : il se produit alors un bruit caractéristique ; en
même temps, la hanche reprend sa forme normale et la cuisse
se place dans l'extension. L'impression est que ce changement
d'attitude vient d'être obtenu au prix d'une fracture du
fémur.

On procède ensuite à l'extension de la jambe. Il est assez
difficile de vaincre la raideur du genou, on y parvient cependant par des pesées lentes et prolongées. L'extension de la
jambe est maintenue par une gouttière plâtrée englobant le
genou. Sur cet appareil plâtré, on organise ensuite, avec des
bandelettes de diachylon, une extension continue.

Le malade est reporté dans son lit et placé dans une gouttière de Bonnet.

Suites opératoires. — Pendant les quelques jours qui suivent, la région de la hanche est douloureuse ; un abcès assez
volumineux vient faire saillie à la partie antéro-externe de la
cuisse ; comme il s'évacue incomplètement par l'orifice fistuleux préexistant, celui-ci est agrandi d'un coup de bistouri :
une quantité de pus qu'on peut évaluer à deux verres à Bor-
deaux fait issue par le trajet.

A partir de ce moment, la fièvre tombe complètement ; l'état
général s'améliore, l'appétit augmente et le malade engraisse
sous l'influence d'un régime approprié. La cuisse reste en
bonne position. Au bout de trois mois, l'extension est supprimée. L'exploration de la jointure à cette époque montre que la
tête fémorale paraît occuper la position normale. Les mouvements de l'articulation sont abolis. Au total, guérison par ankylose.

OBSERVATION II

Service du docteur Gérard-Marchant (Hôpital Boucicaut)
(in *thèse* de E. Joüon. Paris, 1901.)

Luxation soudaine de la tête du fémur en bas et en avant vers le trou ovale au début d'une coxalgie de la hanche gauche. Réduction complète et facile sous le chloroforme dix-huit mois après le déplacement.

Albert C..., âgé de 14 ans 1/2, rentre, le 5 octobre 1900, dans le service de notre maître, M. Gérard-Marchant, à l'hôpital Boucicaut, pour une attitude vicieuse du membre inférieur gauche qui se présente légèrement fléchi mais en forte abduction et en rotation externe considérable. Le membre s'est mis dans cette attitude brusquement, il y a dix-huit mois, sans que le malade soit jamais tombé ni qu'il ait reçu de coup sur la hanche ; le petit garçon, très intelligent, est très affirmatif sur la soudaineté du début de cette attitude vicieuse ; sa grand'-mère, qui vit constamment avec lui, confirme les dires suivants : le malade avait marché le matin même ; la veille et ce matin-là encore il s'était rendu à l'école sans boiter et c'est après déjeuner, en se levant de table, qu'il ressentit brusquement une douleur dans la hanche gauche, et que le membre inférieur s'est placé dans cette attitude vicieuse que nous avons déjà définie : flexion légère, abduction, rotation externe, et que la boiterie a commencé.

Comme le malade ne souffrait pas beaucoup, il continua à marcher, mais en boitant et il ne pouvait plus faire de longues courses.

Il est resté trois mois sans aucun soin, mais la mauvaise attitude du membre persistant, il fut présenté à un médecin de Versailles qui recommanda le repos au lit sans appareil pendant un mois.

La position vicieuse s'accentuant au lit on fit entrer le

malade à l'hôpital de Versailles dans le service de M. Vilon. Là, il fut placé dans une gouttière de Bonnet sans que l'on eût essayé de redresser le membre au préalable. Au bout de deux mois et demi, l'enfant quitte l'hôpital, le membre étant toujours en mauvaise attitude ; depuis lors l'enfant ne reçoit aucun soin jusqu'à son entrée à l'hôpital Boucicaut.

Etat actuel. — Le malade étant examiné dans le décubitus dorsal, on est frappé de suite de l'attitude vicieuse extrême du membre qui est très légèrement fléchi, mais qui est en forte abduction et surtout en rotation externe telle que le bord externe du pied et la face externe de la jambe reposent sur le plan du lit et que la rotule regarde franchement en dehors. On est frappé immédiatement aussi de la grande obliquité du bassin ; l'épine iliaque antérieure et supérieure gauche est à 0 m. 06 au-dessous de la droite, elle est en même temps portée plus en avant et en dedans. On est obligé, pour ramener les deux épines iliaques à la même hauteur, d'exercer une forte traction sur le membre inférieur droit, mais on voit en même temps la cuisse gauche se fléchir : la jambe se fléchit de même sur la cuisse, l'abduction et la rotation externe du membre s'exagèrent.

Quand on laisse le malade revenir à sa position habituelle, le membre inférieur gauche paraît allongé ; quand les deux épines iliaques sont remises au même niveau, la mensuration pratiquée de ce point à l'interligne articulaire du genou donne 0 m, 36 à gauche, 0 m, 38 à droite.

Il existe une ensellure lombaire considérable qui disparaît seulement lorsqu'on fléchit le membre malade ; mais, l'on s'aperçoit alors en mettant une main sur l'épine iliaque, que cette flexion entraîne le bassin. Le membre est en effet fixé dans cette attitude vicieuse par une contracture musculaire considérable. Ajoutons de suite que ce n'est pas une simple attitude car l'examen local fournit de grands symptômes de présomption pour admettre qu'il s'agit ici d'un véritable déplacement de la tête en bas et en avant.

L'aspect des deux triangles de Scarpa est en effet notablement différent d'un côté à l'autre : celui de droite c'est-à-dire du côté sain, présente une excavation normale, assez prononcée en raison de la maigreur de l'enfant, beaucoup plus prononcée encore quand on donne au membre inférieur droit la même attitude que celle dans laquelle est fixé le membre inférieur gauche.

Le triangle de Scarpa du côté gauche est au contraire plein, tendu ; il présente même à sa base une certaine voussure ; on sent nettement l'artère fémorale battre, plus superficielle que d'ordinaire comme si elle était soulevée par un plan résistant.

En palpant en dedans d'elle on sent en effet quelque chose de dur et la pression à ce niveau détermine une douleur vive. De plus, la base du triangle de Scarpa du côté gauche est plus large que celle du côté droit ; les adducteurs du côté gauche sont soulevés et quand on palpe en dedans et au-dessous d'eux, on sent une résistance et l'on éveille une douleur beaucoup plus vive que celle qui existe à la pression au niveau même du triangle de Scarpa. Le toucher rectal fait naître également une douleur exquise quand le doigt presse sur le pourtour inférieur du trou ovale.

Les signes tirés de l'examen du grand trochanter montrent que cette éminence est beaucoup plus près de l'ischion qu'à l'état normal, de plus elle est très nettement à un centimètre au-dessus de la ligne de Nélaton ; enfin, elle n'a pas autant de relief que du côté sain ; la pression à son niveau est très douloureuse.

Les symptômes que l'on note quand on examine le malade debout sont les suivants : le membre inférieur gauche est porté dans son ensemble en avant ; la cuisse est fléchie en abduction et en rotation externe. Le pli fessier du côté malade a presque disparu ; le pli interfessier est oblique en haut et à gauche ; il existe une scoliose d'attitude de la colonne lombaire à convexité gauche sans phénomènes sensibles de compensation de la colonne dorsale.

Il est intéressant de voir le petit malade marcher : dans le stade du pas antérieur, le bassin se soulève en masse par une contraction énergique des muscles sacro-lombaires de façon à faire progresser le membre du malade en avant ; quand ce membre appuie sur le sol, le thorax paraît s'incliner et s'enfoncer vers le bassin, la plante du pied repose tout entière sur le sol ; au bout de quelques pas, le malade, pour se soulager, appuie instinctivement sa main gauche sur la face antérieure de la cuisse.

Notons que l'amaigrissement du membre participe de l'état de maigreur de tout le corps; on ne sent nulle part d'abcès.

Notons aussi, pour rendre l'observation complète, qu'à l'auscultation des poumons on trouve une respiration un peu rude et même quelques craquements au sommet droit.

Rien au cœur ; rien dans les urines ; le malade est par ailleurs bien conformé. C'est un enfant naturel ; sa mère se porte bien.

Il a eu une très forte bronchite il y a quatre ans, et qui a duré près d'un an. Depuis, il tousse tous les hivers ; son aspect est souffreteux

La radiographie faite à l'hôpital Necker par M. Contremoulins montre qu'il s'agit d'un véritable déplacement de la tête en dedans et un peu en bas vers le trou ovale, ce qui correspond très suffisamment avec les symptômes cliniques. Les détails de l'extrémité supérieure du fémur sont un peu confus par suite d'altérations tuberculeuses probables.

Depuis son entrée dans le service, le malade est soumis simplement au repos au lit, sans extension continue.

Le vendredi 9 novembre, le malade étant endormi à fond avec du chloroforme, M. Gérard-Marchant, réduit en moins de deux minutes, la luxation de la façon suivante : flexion progressive, puis adduction et rotation en dedans ; ces manœuvres sont répétées *doucement* trois fois. Après quelques craquements, on entend à la troisième reprise un bruit caractéristique : la hanche reprend immédiatement sa forme normale, le triangle de Scarpa sa concavité, le grand trochanter sa place et sa saillie normales. Le membre peut être ramené très facilement dans l'extension et la rotation interne ; on le maintient ainsi avec une abduction très légère au moyen d'un grand appareil plâtré, embrassant tout le membre inférieur et le bassin.

Le soir même de la réduction et le lendemain, la température s'est élevée au-dessus de 39°, comme cela arrive souvent après les redressements, dits forcés, de la hanche. Dès le surlendemain, la température est revenue vers la normale : les douleurs ont en même temps disparu.

La radiographie faite depuis la réduction, le jeudi 15 novembre, par M. G. Contremoulins à l'hôpital Necker, dans les conditions identiques à celles de la première radiographie, montre, malgré l'interposition d'une attelle métallique dans l'appareil plâtré qui immobilise la hanche, que la tête est bien rentrée dans la cavité cotyloïde, le grand trochanter est au même niveau que celui du côté opposé ; nous pouvons donc affirmer que la réduction est bien réalisée. Malheureusement, le cliché radiographique, trop peu teinté du côté de l'appareil plâtré, n'a pas pu être reproduit sur le papier.

L'enfant est sorti le 20 décembre, nous lui avons renouvelé son appareil plâtré, et ce faisant, nous avons pu constater le maintien de la réduction.

OBSERVATION III

Ch. Le Guichaoua (*in thèse de Paris, 1901*) *Luxation de la hanche, variété ovalaire. — Réduction sous le chloroforme.*

D... Adolphine, bobineuse, âgée de 23 ans, entre le 27 juin 1900 dans le service de M. le Professeur Duret.
Aucun antécédent personnel.

Père, mère et cinq frères ou sœurs vivants et bien portants. Un jeune frère est mort en bas-âge d'accidents cérébraux.

Cette malade ressentait depuis un an et demi déjà, mais à certains jours seulement, de la douleur au niveau de la hanche gauche ; elle boitait. Puis, les jours suivants, tout rentrait dans l'ordre : douleurs et troubles fonctionnels faisaient complètement défaut. Il y a environ 16 mois, elle dut cesser son travail pendant quatre semaines ; elle le reprit, paraissant bien guérie, mais bientôt, douleurs et boiterie intermittentes reparaissaient jusqu'à il y a environ huit mois.

A cette époque, un matin qu'elle s'était rendue à l'atelier malgré la douleur et la boiterie habituelles, elle dut être reconduite chez elle, ne pouvant plus se soutenir sur le membre malade.

Elle reste quatre mois au lit. Depuis quatre mois elle marche avec une béquille et un bâton.

N'a jamais fait de chute.

Examen. — Le membre gauche, malade, paraît allongé de 12 centimètres environ.

Il est en abduction, avec légère rotation en dehors.

La racine de la cuisse est considérablement élargie.

L'épine iliaque antéro-supérieure fait saillie et est très abaissée ; la crête se dessine sous la peau dans presque toute son étendue.

Du côté gauche (malade) la distance mesurée de l'épine iliaque antérieure et supérieure à la pointe de la malléole externe est de 79 centimètres.

Du côté droit on trouve 84 centimètres.

La circonférence de la cuisse au-dessous du pli de l'aine est de 47 centimètres du côté malade ; de 42 centimètres du côté sain.

On sent nettement l'arcade de Fallope soulevée à sa partie moyenne ; le creux du triangle de Scarpa a disparu.

Il y a un aplatissement marqué de la fesse ; le pli fessier est abaissé. L'ischion fait saillie sous la peau.

Le sommet du grand trochanter s'élève de cinq centimètres au-dessus de la ligne de Nélaton, menée de l'épine iliaque antérieure et supérieure à la tubérosité de l'ischion. Il est lui-même très effacé, comme enfoncé dans la racine du membre.

Lorsqu'on saisit le genou, on peut exécuter de tout petits mouvements de flexion et d'adduction : l'abduction et la rotation en dehors sont complètement impossibles.

Quand la malade marche, la cuisse est dans une forte abduction, tout le bassin est incliné du côté malade.

Elle marche sur la plante du pied, en le portant à 25 centimètres de celui du côté sain.

La colonne vertébrale présente une scoliose à concavité droite. L'épine iliaque antéro-supérieure est tellement abaissée qu'elle paraît occuper la partie moyenne du triangle de Scarpa.

La malade est examinée couchée. Par le palper, il est impossible de sentir la tête du fémur, mais l'aplatissement de la base du triangle de Scarpa semble indiquer qu'elle est portée un peu en dedans.

Par le toucher rectal, on sent sur la face interne de la fosse obturatrice une saillie arrondie du volume d'une petite pomme. Cette saillie est évidemment constituée par la tête fémorale, car si on imprime des mouvements à la cuisse, ils se communiquent à cette saillie.

M. le professeur Duret intervient le 2 juillet. La malade étant anesthésiée, est placée sur un matelas dans la position horizontale. Deux aides maintiennent solidement le bassin en pressant sur les deux épines iliaques antérieures et supérieures ; l'opérateur procède à des mouvements alternatifs de flexion et d'extension, d'adduction et d'abduction, pour arriver ensuite à de larges mouvements de circumduction ; à ce moment, on sent la tête rouler dans le triangle de Scarpa. Puis, la cuisse étant fléchie à angle droit sur le bassin, il exerce dans cette position une traction verticale prolongée qui ne donne pas de résultat ; il semble pourtant qu'à ce moment le pli de l'aine est moins élargi, et que la tête fémorale soit un peu remontée.

Une seconde tentative est faite et la cuisse étant toujours fléchie à angle droit, on insiste surtout sur l'adduction et la rotation en dedans. A ce moment, l'opérateur sent un brusque ressaut ; la luxation vient de se réduire et le membre mis dans l'extension offre l'aspect normal.

Mais la flexion de la cuisse permet soudain la reproduction de la luxation et la tête fémorale vient se replacer dans la fosse ovale. Une seconde réduction est faite assez facilement, et le membre est maintenu dans l'extension. La malade est transportée dans son lit et soumise à l'extension continue.

Les membres inférieurs mesurés à ce moment présentent une longueur égale. L'élargissement de la racine de la cuisse a disparu, le pli inguinal est aussi marqué que du côté sain. Le trochanter fait nettement saillie ; son sommet dépasse légèrement la ligne de Nélaton.

Le bassin reste cependant incliné du côté malade.

Le soir, le pouls est un peu fréquent ; température 38°2. Douleur spontanée au pli de l'aine. Il y a de la tuméfaction en ce point et dans le triangle de Scarpa ; la moindre pression en ces points est très douloureuse ; de même sensibilité assez vive vers le sommet du grand trochanter.

Le 3, léger mouvement fébrile le soir ; température 38°4.

La douleur persiste dans les points affectés la veille.

Les 4, 5 et 6 la température oscille entre 38° et 38°8.

Le pouls bat à 120.

Pourtant la malade se trouve bien, sauf les douleurs de racine de la cuisse qui persistent, mais déjà atténuées.

Le gonflement dans l'aine persiste. On se demande même si ce n'est pas un abcès en voie de formation.

Les jours suivants la fièvre tombe ; le gonflement disparaît.

L'état général est excellent.

Le 12 juillet, la température est le soir à 38°3. L'état général est bon.

Le 13 et 14 apyrexie complète.

Le 17 on applique un appareil de Verneuil plâtré.

La malade sort le 20 juillet.

Elle revient le 25 octobre. L'état général se maintient bon ; la malade marche facilement avec une canne.

L'appareil étant encore solide, elle repart.

Le 5 décembre, nouveau retour. L'appareil est cassé au niveau du pli de l'aine la marche est devenue difficile avec une canne.

L'appareil enlevé, on constate que le membre gauche est absolument rectiligne, plus court que le droit de 1 centimètre. Le bassin n'est pas abaissé du côté gauche. Il y a de la tuméfaction du pli de l'aine, surtout à la partie supérieure du triangle de Scarpa. Pas de modification de la peau.

La pression est légèrement douloureuse à ce niveau. En palpant profondément, on constate de la rénitence et de la fluctuation un peu en dehors des vaisseaux fémoraux.

Les points articulaires antérieurs et postérieurs ne sont pas douloureux. Pas de douleur non plus par la pression sur le grand trochanter ni sur le pied.

Le grand trochanter est en place.

Les mouvements spontanés sont impossibles dans la hanche et le genou.

Un nouvel appareil est appliqué et la malade retourne chez elle après quelques jours de séjour à l'hôpital.

Nous la revoyons le 23 février, l'état est à peu près le même.

Le membre gauche (côté de la luxation) est parfaitement rectiligne, plus court que le droit de 1 centimètre à peine. On note une atrophie très notable des masses musculaires de la jambe, mais surtout de la cuisse.

On retrouve de la fluctuation profonde au niveau du triangle de Scarpa, sans modifications de coloration à la peau, ni douleur.

Le grand trochanter est en place.

Mouvements spontanés impossibles au niveau de l'articulation de la hanche.

Les mouvements provoqués se transmettent intégralement au bassin.

La malade peut se tenir debout sans le secours d'une canne.

Mais elle fait porter le poids de son corps surtout sur le membre sain. Elle ne peut se tenir sur le membre gauche seul.

Elle marche lentement, mais en boitant fortement, avec le secours d'un bâton.

La marche sans canne est douloureuse.

Le point le plus important semble obtenu : ankylose solide en bonne position et avec peu de raccourcissement ; mais la marche est encore difficile, douloureuse même, et quelques mois seront encore nécessaires avant que la malade puisse s'appuyer franchement sur le membre atteint.

Observation IV

(Maisonneuve. *Revue médico-chirurgicale*, 1847, t. III, 40.) *Coxalgie, luxation dans la fosse ovale. — Section du col du fémur.*

Un jeune homme, âgé de 19 ans, après avoir plongé étant en sueur, dans l'eau d'une fontaine très froide, éprouva une douleur violente dans la hanche droite qui fut bientôt le siège d'une coxalgie.

Au bout de quelques mois la suppuration s'empara de la jointure ; les ligaments furent détruits, la tête du fémur, sollicitée par la position vicieuse qu'avait adoptée le malade, sortit de sa cavité et se logea dans la fosse ovale. Le fémur s'ankylosa de telle manière que la cuisse était entièrement couchée sur l'abdomen. Le genou se trouvait à peu près au niveau de l'épaule droite. La jambe, fléchie sur la cuisse, ne s'étendait que très impartement.

Le malade était guéri de sa coxalgie, mais entièrement privé de l'usage de son membre inférieur droit ; il était condamné à marcher avec deux béquilles et à porter constamment la jambe en l'air. Aussi, malgré son jeune âge, fut-il envoyé comme incurable à l'hospice de Bicêtre où je le reçus dans mon service.

Touché de sa triste position et confiant dans les ressources de l'organisme et de son jeune âge, je lui proposai la section du col du fémur qu'il accepta avec reconnaissance et que je pratiquai le 28 février 1847, en présence de plusieurs chirurgiens, et avec l'aide de nos honorables confrères Nélaton et Morel-Lavallée.

Le malade, préalablement soumis à l'éthérisation, fut couché sur le côté gauche, et maintenu dans cette position par les aides. Je fis alors au niveau du grand trochanter, et parallèlement à l'axe du membre, une incision de forme semi-elliptique, à concavité antérieure et de 20 centimètres de longueur. Cette incision me permit de mettre à découvert la face externe du grand trochanter et une petite portion du corps de l'os ; mais le col restait profondément caché, et le doigt ne pouvait l'explorer qu'avec peine. C'était cependant sur ce point de l'os que j'avais résolu d'exécuter la section. Pendant près de vingt minutes, je fis de longs efforts pour y parvenir en me servant de la gouge, du maillet, des cisailles de Liston, de la scie à crête de coq.

Voyant que je n'aboutissais pas, je revins à mon premier plan, celui de Rhéa-Barton et Kearney. Je fis la section de l'os entre les deux trochanters. Ce fut chose facile et prompte.

Après l'opération, le membre ne put pas être immédiatement ramené à sa position normale. Les muscles, les tissus fibreux et cellulaires qui s'étaient accommodés à la position vicieuse du membre, opposaient à l'allongement une résistance telle que je craignais un instant de voir le succès de l'opération compromis par cette circonstance accessoire. Le malade étant reporté dans son lit, je le fis placer sur le dos, le membre inférieur fortement fléchi et soutenu par un plan incliné très élevé.

La plaie fut pansée à plat.

Pendant un mois, rien de particulier ; le membre fut graduellement ramené à la rectitude et la lésion fut conduite comme une fracture compliquée. Plusieurs fois, il se présenta des esquilles que je dus extraire.

Le 20 avril, moins de deux mois après l'opération, le malade commença à se lever et à se promener dans la salle à l'aide de deux béquilles ; depuis ce moment la santé générale s'est raffermie, son membre raccourci de plus de 10 centimètres, a de la vigueur; les mouvements soumis à l'influence du nerf crural ont acquis une grande puissance de sorte que malgré la paralysie du nerf sciatique qui, du reste, commence à diminuer, le malade peut se promener et marcher sans bâton, s'asseoir et monter les escaliers ; enfin, il exécute avec son membre la plupart des mouvements que peut exécuter un membre sain.

OBSERVATION V

Lannelongue *Coxotuberculose.*

Luxation spontanée en dedans ou ovalaire. — Gros séquestre du col fémoral empiétant sur la tête du fémur. — Production osseuse sous-périostée importante sur le col et l'extrémité supérieure du fémur.

Garçon de six ans et demi.

L'affection a duré trois ans et demi. Elle s'est compliquée d'un abcès froid qui a suppuré au dehors pendant près de deux ans. L'ouverture de cet abcès occupait le côté interne de la cuisse à côté du pli génito-crural.

Le membre est dans une rotation en dehors très prononcée et dans l'abduction ; un gonflement profond au niveau des adducteurs indique l'existence de la tête en ce point. L'enfant a succombé en présentant tous les signes de la phtisie pulmonaire.

Autopsie. — La hanche seule a été examinée. — *Extrémité*

supérieure du fémur. — La tête fémorale présente une large et profonde ulcération à son centre. Réduite de volume, dépourvue totalement de son cartilage de revêtement, elle a une apparence bilobée. Une couche de fongosités émergeant des orifices et de petites dépressions ulcéreuses qu'elle présente la recouvre; sur le col on constate en avant le même état poreux et des fongosités abondantes. En arrière, le col présente un séquestre volumineux, jaunâtre, du volume d'un haricot environ, n'étant plus tenu dans sa loge que par des fongosités qui entourent ses bords. Ce séquestre est superficiel et empiète sur la tête. Le col fémoral et surtout l'extrémité diaphysaire du fémur présentent en même temps une couche sous-périostée de nouvel os, de plus de 2 millimètres d'épaisseur en certains points, qui engaine l'os ancien et se perd insensiblement sur le tiers supérieur de la diaphyse fémorale.

Cavité cotyloïde. — La cavité cotyloïde est remplie par une épaisse couche de fongosités. Le rebord cotyloïdien a disparu sur la demi-circonférence interne de la cavité : cette destruction explique la luxation spontanée qui s'est produite. La tête fémorale, en effet, n'affecte plus aucun rapport avec l'ancienne cavité ; elle est placée dans la fosse ovalaire, au-devant de la membrane obturatrice, dans une loge sous-musculaire pleine de pus et de fongosités.

OBSERVATION VI

Jalaguier. *Revue orthop.* 1892.

Luxation obturatrice, suite de coxalgie. Ankylose. Correction
de l'attitude vicieuse par ostéotomie trochantérienne.

Francine M..., 14 ans, fut admise à l'hôpital Trousseau le 24 mars 1892 pour une ankylose de la hanche droite consécutive à une ancienne coxalgie. A l'âge de 7 ans, quelque temps après une chute d'un lieu élevé, l'enfant avait commencé à souffrir :

des abcès s'étaient formés au niveau du tibia et au niveau de la hanche et, après être restée un an à l'hôpital des Enfants-Malades, elle avait été envoyée à Berck où elle avait passé quatre ans.

Depuis deux ans qu'elle avait été rendue à sa famille, elle ne pouvait marcher que très difficilement et avec l'aide de béquilles.

A l'entrée de la malade, l'état est le suivant : la cuisse droite est ankylosée en flexion légère, abduction et rotation en dehors. Dans la station debout, le membre gauche étant dans l'extension. le pied droit, porté en avant du pied gauche, n'arrive à toucher le sol que par sa pointe ; pour que la plante puisse être posée à plat, il est indispensable que le genou gauche soit fléchi, et cela, malgré un abaissement très marqué de la moitié droite du bassin. Il en résulte que pour faire quelques pas sans ses béquilles, la jeune fille est obligée de se tenir à demi-accroupie.

Du côté de la hanche, on voit que le pli inguinal est comme effacé et, qu'au-dessous de son tiers interne, près du sillon génito-crural, il existe une tuméfaction vague. On peut constater, d'autre part, que la fesse est aplatie ; que la fosse iliaque externe est affaissée. que la saillie du grand trochanter a disparu et que le pli fessier est considérablement abaissé. La palpation permet de s'assurer que la tête du fémur recouverte par le pectiné et les adducteurs est située au-dessous de la branche horizontale du pubis dans le trou obturateur. D'autre part le grand trochanter difficile à sentir est enfoncé dans la fesse et son bord postérieur est à un bon travers de doigt au-dessous d'une ligne unissant l'ischion à l'épine iliaque antéro-supérieure.

Par le toucher rectal, on ne perçoit aucune saillie au niveau du trou sous-pubien.

Il s'agit, à n'en pas douter, d'un déplacement de la tête du fémur dans la fosse obturatrice.

L'ankylose paraît complète : on ne peut imprimer au fémur le plus petit mouvement sur le bassin.

Ajoutons que le bassin, dans son ensemble, a subi une triple déviation : la moitié droite est abaissée, en sorte que l'épine iliaque antéro-supérieure droite est à huit centimètres plus bas que sa congénère du côté opposé ; en même temps, elle est sur un plan antérieur par suite d'un mouvement de rotation du bassin autour de son axe vertical, s'ajoutant à un mouvement autour de l'axe transversal.

Il en résulte une ensellure lombaire assez prononcée.

De plus, pour compenser l'inclinaison latérale du bassin, il s'est fait une scoliose lombaire à convexité droite.

Intervention. — M. Jalaguier se décide pour la résection, quitte à se rabattre sur l'ostéotomie, si l'extraction de la tête fémorale est très difficile.

« Le 26 avril 1892, par une longue incision de 15 centimètres, partie de la grande échancrure sciatique et descendant sur la face externe du fémur, je mis à découvert la région cotyloïdienne et le grand trochanter. Après avoir écarté les muscles et les parties fibreuses, je pus constater que la cavité cotyloïde avait complètement disparu et que la tête du fémur solidement enclavée dans la fosse obturatrice était pour ainsi dire inaccessible ; le grand trochanter était collé sur la région ischiatique, n'était séparé, en arrière de l'ischion, que par une gouttière à peine suffisante pour loger le nerf sciatique ; le col du fémur n'était abordable ni par sa face antérieure, ni par sa face postérieure.

« Je n'eus plus alors à hésiter : l'ostéotomie s'imposait.

« Après avoir incisé les parties fibreuses et le périoste sur la face externe du grand trochanter, je ruginai soigneusement en avant et en arrière, puis, avec le ciseau de Mac-Even, je coupai l'extrémité supérieure du fémur immédiatement au-dessous du col, au-dessus du petit trochanter.

« Le redressement fut facile après rupture manuelle des couches osseuses les plus internes. Comme la flexion ne se corrigeait pas absolument, j'enlevai avec le ciseau, sur le segment supérieur, une tranche conique d'un centimètre d'épaisseur à sa base située en arrière, transformant ainsi une ostéotomie linéaire en une ostéotomie cunéiforme. La juxtaposition fut parfaite et le redressement du membre ne laissa rien à désirer. Une suture au catgut fort, réunit alors le périoste et le tendon du grand fessier par-dessus la section osseuse. Drainage, suture avec les crins de Florence. Pansement au salol.

« L'enfant, reportée dans son lit, fut couchée à plat sur une planche et soumise à l'extension continue.

« Les suites opératoires furent d'une bénignité remarquable. Le premier pansement fut fait le quatorzième jour pour l'ablation du drain et des points de suture ; la réunion était complète sans la moindre suppuration.

« L'extension continue fut supprimée le quarante-cinquième jour.

« L'enfant, laissée dans son lit jusqu'au soixantième jour, commença alors à marcher avec des béquilles.

« A l'heure actuelle (trois mois après l'opération) elle marche très bien, quoique boitant légèrement, à cause du raccourcissement réel qui est assez considérable ; elle peut rester debout la plus grande partie de la journée, sans ressentir la moindre douleur ou fatigue. »

OBSERVATION VII

(Communication du professeur Auguste Reverdin, de Genève,
au Congrès français de chirurgie, 1886.)

*Coxalgie double. — Double luxation spontanée, l'une dans la
fosse iliaque, l'autre sur le trou obturateur.*

Mlle C..., née de parents sains encore vivants, a eu dans sa famille, du côté maternel, deux oncles tuberculeux.

Quant à elle, quoique forte en apparence, elle fut souvent

malade dans son enfance, principalement du côté du squelette, comme en témoignent des cicatrices nombreuses provenant d'abcès osseux.

Les fistules suites de ces abcès se sont peu à peu taries, sauf deux qui donnent encore au niveau de la partie supéro-externe de la cuisse droite.

La malade a été successivement atteinte dans ses deux articulations coxo-fémorales.

L'affection débuta par la hanche gauche ; la suppuration se fit jour par plusieurs points, et la tête fémorale expulsée de sa cavité, gagna la fosse iliaque externe où l'ankylose la fixa.

Dès lors le membre conserve les déviations classiques : flexion, rotation en dedans, adduction.

L'adduction fut telle que lorsque la hanche droite, suppurée à son tour, dut se luxer, elle ne put le faire dans la fosse iliaque. Le genou et la cuisse gauche forcèrent le membre droit à se diriger en dehors, ce qui porta la tête fémorale en dedans dans le voisinage du trou ovalaire.

C'est là que l'ankylose s'établit, et c'est ce qui explique les déviations considérables que nous allons examiner.

Leur description est malaisée, car les moyens de mensuration habituels sont d'une application très difficile.

La colonne vertébrale présente une ensellure considérable ; lorsque la malade est couchée, on passe facilement le poing entre le lit et la région lombaire.

La déviation latérale est moins forte ; elle n'intéresse guère que les derniers lombaires, de façon à former une légère courbure à convexité droite.

Le bassin, remonté du côté gauche, est en outre le siège d'une rotation sur lui-même, rotation qui amène son épine iliaque gauche en avant.

Le pli fessier est à gauche notablement plus élevé qu'à droite.

Le genou est fortement valgus.

La cuisse droite est dans l'abduction, la rotation en dehors et la flexion.

Tandis que le talon de ce côté repose sur le sol, la pointe du pied gauche en reste éloignée de plusieurs centimètres.

On conçoit comment, avec de pareils déplacements, la marche est devenue impossible ; la malade peut à peine se mouvoir à l'aide de béquilles. Elle se soulève par leur moyen, et lorsque les pieds sont ainsi un peu déchargés du poids du corps, elle fait exécuter à son bassin des mouvements qui portent alternativement en avant chacune des épines iliaques. Le centre de ce mouvement de rotation n'est pas limité à une vertèbre en particulier ; il a pour siège toute la colonne lombaire, mais principalement la partie inférieure. C'est, en somme par une sorte de reptation transversale que la malade progresse.

S'il faut monter un escalier, elle se place de telle façon que la face antérieure de son corps regarde la barrière ; puis, se soulevant à l'aide de la main la plus basse, elle se tire avec celle placée au-dessus. Quant aux jambes, comme les genoux sont libres, elle peut, en les fléchissant, porter le pied au niveau de la marche à gravir. Cette manœuvre lui est plus facile lorsque la barrière est à droite, car alors c'est le côté gauche qui monte le premier, et comme c'est lui qui est le plus court, la marche de l'escalier compense à peu près la différence. Lorsque le pied gauche se trouve appuyé, le droit vient le rejoindre ; mais pour cela faut il encore que le genou se fléchisse.

On comprend combien se mouvoir dans de telles conditions est chose pénible, pour ne pas dire impossible. Aussi la famille, qui venait simplement me demander quelle serait la meilleure chaussure à faire porter à la malade, fut-elle heureuse d'apprendre qu'une opération était possible et qu'elle avait toutes les chances d'améliorer sensiblement la situation.

Le 25 janvier 1883, je pratiquai l'ostéotomie sous-trochantérienne d'après le procédé de Volkmann et redressai, le plus aisément du monde, le membre gauche. La réunion se fit par première intention, sauf au niveau du drain ; en douze jours, tout était cicatrisé. Le 38ᵉ jour, la malade se lève ; la consolidation est parfaite ; elle apprend à marcher avec des béquilles et quitte la clinique dans le courant de mars. La température maxima a été 37°5 durant les trois premières semaines ; à ce moment, elle monte un soir à 38°9.

Un gros abcès se développait dans la cuisse non opérée. Il s'ouvrit spontanément par une ancienne fistule. Les autres fistules de ce même côté droit se mirent à couler.

Rentrée chez ses parents, la malade se fortifie et fait de grands progrès pour la marche ; lorsqu'elle vient nous voir dans le courant d'avril, son état général est excellent ; la jambe opérée est dans la rectitude parfaite ; la plante du pied repose sur le sol ; la cambrure lombaire a beaucoup diminué. La malade ne se plaint guère que de son membre droit, qui la gêne par sa trop grande longueur et sa mauvaise direction. Les fistules donnent toujours de temps en temps.

La photographie faite à cette époque permet de constater la réalité des progrès. Reste toujours le membre droit, que j'hésite à attaquer, car je prévois la difficulté que j'aurais à atteindre la tête fémorale, si toutefois elle existe encore.

Le 5 février 1889, je me décide à tenter l'opération : j'espère pouvoir retrouver la tête fémorale, la réséquer si elle est encore malade et ramener le fémur en face de la cavité cotyloïde que je creuserai au besoin.

La chose ne fut pas possible. Une fois l'incision des parties molles pratiquée à la partie externe de la cuisse, je dus abandonner mon projet, qui aurait fait courir de trop grands risques à la malade ; je me contentai de râcler énergiquement les points malades de l'os et d'aviver les trajets fistuleux.

Cette intervention fut utile ; actuellement, toute suppuration est tarie, sauf en un point cependant ; et, chose très satisfaisante, la malade, qui a grandi et grossi, marche sans canne et se trouve assez bien portante pour diriger le ménage.

Je signalerai, en terminant, le fait qu'après la seconde intervention je trouvai une quantité très notable d'albumine dans

les urines. Cette albuminurie serait facilement passée inaper-
çue, vu qu'actuellement encore elle ne donne lieu à aucun
symptôme inquiétant.

Observation VIII

Burtz, de Berlin, *Gazette médicale de Paris*, 1836, p. 120.

*Coxalgie, au quatrième degré, avec destruction complète de
la tête, et luxation du col du fémur sur le trou ovale.*

Th., L., enfant naturel, âgé de huit mois, en nourrice
chez une pauvre femme, pâle, maigre, ne pouvant se coucher
que sur le flanc droit, les deux cuisses légèrement fléchies, et
portant sur la figure l'empreinte d'une profonde douleur, présentait à la cuisse droite, du double plus volumineuse que la
gauche, une tuméfaction inégale au toucher, bosselée, sans al-
tération de couleur à la peau, plus pâteuse du côté interne,
offrant néanmoins une certaine résistance, à peu près comme
le sac d'une hernie étranglée ; au côté externe la tumeur était
plus élastique. En couchant l'enfant sur le dos, on voyait que
la pointe du pied de la jambe malade, plus longue à peu près
d'un demi-pouce que la jambe saine et placée dans la flexion et
l'abduction moyenne, tournait sans cesse en dehors. L'extension complète était impossible, et la moindre tentative occa-
sionnait des douleurs intolérables ; la fesse droite était aug-
mentée de volume dans la direction du fémur : la fente qui
marque la séparation de la fesse et de la cuisse, déprimée
vers le bas, était presque entièrement effacée. L'abdomen
était tuméfié, tendu, indolore ; les selles rares mais naturelles ;
le pouls à peine sensible ; soif, inappétence ; le malade n'ac-
cusait des douleurs que lorsqu'on le remuait.

On ne pouvait méconnaître ici une luxation du fémur ; la
première indication à suivre était de la réduire ; la réduction
fut en effet faite avec succès, non pas qu'on eût senti la tête

rentrer immédiatement dans la cavité, mais on vit aussitôt le fémur et le pied reprendre leur longueur et leur position normales, et l'enfant n'accusa plus aucune douleur, quel que fût le mouvement imprimé au membre malade.

La tumeur aussi diminua de volume, la peau se relâcha et forma à l'aine jusque près du ligament de Poupart un fort repli. On pouvait à travers les téguments ainsi relâchés, sentir distinctement le fémur, le trochanter et même une partie du col, situés dans leur position naturelle.

La nuit qui suivit l'opération fut bonne ; mais le lendemain et les deux jours suivants il se manifesta quelques légers symptômes de péritonite qui cédèrent aux sangsues et au calomel ; cette amélioration ne fut que passagère ; dans la nuit du troisième au quatrième jour, l'enfant succomba aux convulsions.

Autopsie cadavérique faite trente-six heures après la mort. Tous les organes de la cavité péritonéale à l'état normal. Au côté droit de la colonne vertébrale, le péritoine présentait de la fluctuation ; en l'incisant on tomba dans une excavation contenant à peu près un litre de pus, large de deux pouces, et s'étendant le long du muscle psoas, jusqu'au rebord supérieur du rein ; les parois de cette cavité étaient tapissées par une fausse membrane formée par le tissu cellulaire environnant ; les vertèbres protégées pour ainsi dire par cette pseudo-membrane, se trouvaient dans un état d'intégrité parfaite. La cavité purulente se prolongeait en bas, en devant et en dehors, le long du tendon du psoas. Cependant, à l'endroit où le nerf crural apparaît sur le muscle iliaque interne, le pus avait creusé plus profondément et détruit son aponévrose, de telle sorte que les fibres, de même que les nerfs et les vaisseaux cruraux, entièrement dégarnies de tissu cellulaire, étaient comme disséquées. Cette même cavité se continuait avec ces organes à travers l'anneau crural, dessous le *fascia lata*, entre et jusqu'à l'attache des adducteurs à la ligne âpre du fémur.

L'excavation tuberculeuse avait ici une telle étendue que tout le col du fémur, aussi loin qu'il se trouve hors du ligament

capsulaire, de même que ce dernier organe, y flottait librement.

Le ligament capsulaire avait, du côté du muscle obturateur
externe, une ouverture de la grandeur d'un pouce, par laquelle
la cavité purulente communiquait avec l'intérieur de l'articulation ; en imprimant au fémur un léger mouvement de flexion
et d'abduction, on put faire glisser, avec une facilité extrême,
l'extrémité du fémur hors de l'articulation sur le trou ovale.
L'auteur a dit l'extrémité, car la tête avait été entièrement
détruite, sans qu'à la place on remarquât même le plus léger
renflement ; au contraire, l'os de la cuisse présentait à cet
endroit une surface rugueuse et comme cariée. La cavité cotyloïde était parfaitement saine et n'offrait plus de traces du
ligament rond, si ce n'est quelques fibres dégénérées, en masses gélatineuses au fond de la cavité.

OBSERVATION IX

Portal. Observation sur la nature et le traitement du
rachitisme

Luxation sur le trou ovale.

La cavité cotyloïde droite était presque effacée par le gonflement des glandes synoviales, dures, plâtrées en quelques points
et en suppuration en d'autres. L'articulation contenait du pus
fétide et grisâtre dans lequel se trouvaient des matières con-
crètes, granuleuses et quelquefois blanchâtres ; la tête du fémur
était hors de l'articulation ; elle était logée sur la partie interne
et inférieure du trou ovale, en partie sur l'extrémité inférieure
de la branche du pubis et sur l'extrémité supérieure de celle de
l'os ischion, elle était gonflée et très ramollie, plutôt dans sa
substance osseuse que dans le cartilage qui la revêtait et qui
était noyé en quelques points : le ligament rond existait et
était très grêle, vers son milieu surtout. La substance osseuse

de la cavité cotyloïde était aussi ramollie, principalement la
partie de l'os iléon ou celle de sa partie supérieure.

Observation X

Ducros (jeune), in *Gaz. des hôpitaux*, 1835, p. 311.

Luxation spontanée de la tête du fémur du côté gauche,
sur la branche horizontale du pubis.

Antoinette M..., âgée de 27 ans, renfermée dans l'établisse-
ment de Repenties, offrait depuis trois mois, un raccourcissement considérable de la jambe gauche. Son tempérament
essentiellement lymphatique et une violente gonalgie indi-
quaient assez qu'elle était en proie à l'inflammation de l'articulation coxo-fémorale.

Antoinette s'ennuie de rester au lit ; un jour elle se lève et se
met à marcher ; mais en descendant les degrés d'un escalier,
elle tombe sur la hanche du côté malade.

On m'appelle : je me rends tout de suite dans l'établisse-
ment et la malade présente à mon examen les symptômes suivants :

Gonalgie très prononcée ; raccourcissement du membre plus
marqué qu'avant la chute, présence de la tête du fémur à la
branche horizontale du pubis, déjettement du pied en dehors.

J'appliquai le lendemain, le 3 avril 1835, l'appareil de
Brunet, modifié par Roché.

Observation XI

Stanley, in *Thèse*, Bazire.

Coxalgie. — Luxation sur la branche horizontale du pubis.

Un malade de Stanley, âgé de 13 ans, était affecté d'une
coxalgie. Il y avait luxation en avant sur la branche horizon-

tale du pubis et la tête du fémur était située entre l'épine iliaque antérieure et inférieure et les vaisseaux fémoraux. Résection de la tête qui fut facilement enlevée, l'acétabulum était rempli par une substance molle.

Après l'opération, suppuration profuse, perte graduelle de forces.

Mort de phtisie quelques semaines après.

OBSERVATION XII

Communication de M. le Professeur Eug. Bœckel (de Strasbourg). Congrès français de chirurgie, 1885.

*Coxalgie. — Luxation sous-pubienne pathologique.
Résection.*

W. Emilie, de Strasbourg, âgée de 10 ans.

Coxalgie droite depuis trois ans, traitée d'abord par les appareils inamovibles, puis abcès, fistules, raccourcissement apparent de 13 centimètres par suite de luxation sus-pubienne pathologique.

Résection à l'hôpital le 9 octocre 1868. Section du fémur au-dessous du grand trochanter ; la tête est détruite, la cavité cotyloïde cariée. Appareil inamovible.

En février 1869, un abcès intra-pelvien s'ouvre au-dessous du ligament de Fallope.

Au mois de mai, l'enfant est en bonne voie de guérison, à la campagne.

Méningite probablement tuberculeuse. Mort en deux jours.

CONCLUSIONS

I. L'anatomie pathologique nous montre qu'il
existe une différence importante dans le siège des
lésions suivant qu'il s'agit de luxation ordinaire ou
de luxation en avant. Dans la première, c'est surtout
en haut et en arrière que se produisent les lésions.
Dans la seconde, au contraire, c'est en bas et en
avant qu'elles apparaissent.

II. Toutefois, l'existence de lésions en bas et en
avant ne suffit pas habituellement pour amener la
luxation en avant.

III. Une anomalie dans l'attitude vicieuse du malade,
un décubitus spécial ou une action traumatique dirigée dans un sens spécial sont les facteurs qui doivent
nécessairement s'ajouter à l'existence des lésions
en bas et en avant pour amener la luxation antérieure.

IV. La perception de la tête fémorale dans le triangle de Scarpa est le signe pathognomonique de la
variété de luxation antérieure dite ilio-pubienne.

La perception de la tête fémorale, par le toucher rectal, sur le trouobturateur est le signe pathognomonique de la variété dite obturatrice.

V. Les luxations en avant, dans la coxalgie, sont plus facilement et pendant plus longtemps réductibles que les luxations traumatiques.

VI. On doit d'abord essayer de réduire la luxation en avant par des manœuvres de douceur En cas d'insuccès, on pratiquera soit l'ostéotomie sous-trochantérienne, soit, beaucoup plus rarement, la résection de la tête fémorale.

VII. L'opération entreprise doit avoir pour but d'obtenir une ankylose solide, en bonne position et avec un minimum de raccourcissement.

BIBLIOGRAPHIE

BERGER. — Rapport sur une communication de M. Kirmisson intitulée : *Des luxations soudaines de la hanche dans les périodes de début de la coxalgie.* (In *Bulletin de l'Académie de Médecine*, 3e série, t. XLIV, p. 629; séance du 27 nov. 1900.)

BONNET. — *Traité des Maladies des articulations*, t. II.

BOYER. — *De la luxation spontanée ou consécutive du fémur.* (In *Traité des Maladies chirurgicales*, t. IV, p. 305.)

CABOCHE. — *Des luxations subites de l'articulation coxo-fémorale se produisant au cours de la coxalgie et de certaines maladies aiguës.* (*Revue d'Orthopédie.* Paris, 1898, p. 283-298.)

CHAMPENOIS. — Th. de Lille, 1894. — *Des luxations subites au cours des maladies aiguës.*

DEGEZ. — *Des luxations subites de la hanche consécutives aux maladies aiguës*, Thèse de Paris, 1898.

DUPLAY. — *Leçons sur les luxations spontanées et la coxalgie.* (In *Cliniques chirurgicales de l'Hôtel-Dieu de Paris*, 3e série, 1900, p. 18-48 et 352-400.)

FORGUE ET MAUBRAC. — *Des luxations pathologiques, leur pathogénie.* 1896, 1 vol. in-8.

GIBERT. — Thèse de Paris, 1859. — *Etude clinique de la coxalgie des enfants.*

LE GUICHAOUA. — *Des variétés rares des luxations spontanées dans la coxalgie.* Thèse de Paris, 1901, n° 330.

HUMBERT DE MORLAY ET JACQUIER. — *Sur la manière de réduire les luxations spontanées*, Paris, 1835.

Kirmisson. — *Des luxations subites au cours de la coxalgie.* *Revue d'Orthopédie*, 1899, p. 26.

Kummer. — *Revue de Chirurgie*, janvier 1898.

Kirmisson. — Article *Coxalgie* du *Traité de Chirurgie* de Duplay et Reclus, 1899, t. viii, p. 589 et suiv.

Lannelongue. — *Coxo-Tuberculose*, Paris, 1886.

Larrey. — *Cliniques chirurgicales*, t. v, p. 221.

L. Labbé. — *De la coxalgie.* Thèse de concours, Paris, 1863.

Lesauvage (de Caen). — *Mémoire sur les luxations dites spontanées du fémur.* (In *Arch. Gén. de médecine*, 1835, 2e série, t. ix, p. 257).

Maisonneuve. — *De la Coxalgie.* Thèse de concours, 1844.

Malgaigne. — *Leçons d'orthopédie*, 1862, et *Traité des Fractures et des Luxations*, t. ii, des *Luxations*.

Martin et Collineau. — *De la Coxalgie*, Paris, 1865.

Nové-Josserand. — *De la radiographie dans le diagnostic et le traitement de la coxalgie.* (*Province Médicale.* Lyon, 1899, n° 98.)

Parise. — *Recherches historiques, physiologiques et pathologiques sur le mécanisme des luxations spontanées ou symptomatiques du fémur.* (*Archives générales de Médecine*, 3e série, t. xiv, p. 1 et 142).

Petit (J.-L). — *Traité des Maladies des Os et Mémoire de l'Académie royale des sciences*, 1722.

Reclus. — *Des luxations paralytiques du fémur.* (*Revue mensuelle de médecine et de chirurgie*, 1878, p. 176.)

Sédillot et Gross. — Article *Luxations symptomatiques* du Dictionnaire Dechambre, 1869.

Verneuil. — *Bulletins et Mémoires de la Société de Chirurgie*, 31 octobre 1883.

Verneuil. — *Sur le redressement brusque dans la coxalgie.* (*Gazette hebd.*, 1858, p. 750 et *Gazette des Hôpitaux*, 1852, p. 64-68).

Vincent. — Thèse de Paris, 1870.

BIBLIOTHÈQUE NATIONALE
R F
IMPRIMÉS

IMPRIMERIE F. DEVERDUN, BUZANÇAIS (INDRE)

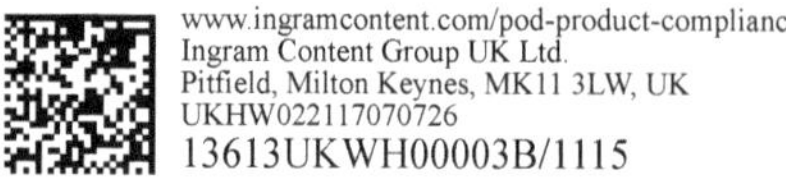
www.ingramcontent.com/pod-product-compliance
Ingram Content Group UK Ltd.
Pitfield, Milton Keynes, MK11 3LW, UK
UKHW022117070726
13613UKWH00003B/1115

9 782019 254216